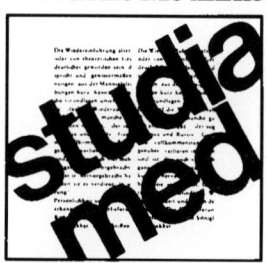
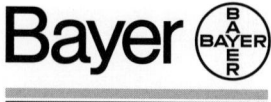

Statine

Neue Perspektiven der Behandlung von Fettstoffwechselstörungen und Prävention der Arteriosklerose

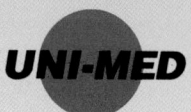

UNI-MED Verlag AG

CIP-Titelaufnahme der Deutschen Bibliothek

Hanefeld, Markolf:
Statine: Neue Perspektiven der Behandlung von Fettstoffwechselstörungen und Prävention der Arterio-
sklerose/Markolf Hanefeld.-
1. Auflage - Bremen: UNI-MED, 1999
ISBN 3-89599-436-7

© 1999   by UNI-MED Verlag AG, D-28323 Bremen,
              Bundesrepublik Deutschland
              International Medical Publishers

Gesamtherstellung in der Bundesrepublik Deutschland

UNI-MED. Die beste Medizin.

In der Reihe UNI-MED SCIENCE werden aktuelle Forschungsergebnisse zur Diagnostik und Therapie wichtiger Erkrankungen "state of the art" dargestellt. Die Publikationen zeichnen sich durch höchste wissenschaftliche Kompetenz und anspruchsvolle Präsentation aus. Die Autoren sind Meinungsbildner auf ihren Fachgebieten.

Wir danken folgenden Mitgliedern unseres Ärztlichen Beirats für die engagierte Mitarbeit an diesem Buch: Dr. Dirk v. Boetticher, Dr. Martina Herzler, Dr. Klaus U. Sauerbrey, Michael Stellberg.

Vorwort und Danksagung

Lipidstoffwechselstörungen spielen eine zentrale Rolle für Entstehung, Verlauf, Architektur und Komplikationen arteriosklerotischer Gefäßkrankheiten. Die Lipidhypothese der Atherogenese konnte in den letzten Jahren durch konsistente Daten großer prospektiver Studien zur primären und sekundären Prävention der koronaren Herzkrankheit eindrucksvoll belegt werden. Dies gilt offensichtlich auch für den Schlaganfall, dessen Inzidenz in diesen Studien im gleichen Umfang wie die Koronarereignisse reduziert werden konnte. Die glänzenden Erfolge in der Bekämpfung der Arteriosklerose und ihrer Folgekrankheiten sind vor allem mit der Einführung und breiten Anwendung der HMG-CoA-Reduktasehemmer, der Statine, verbunden. Sie sind die wirksamsten und sichersten Medikamente zur Senkung erhöhter LDL-Cholesterolwerte. Darüber hinaus reduzieren sie in Abhängigkeit vom Ausgangswert die Triglyzeride und erhöhen das HDL-Cholesterol. Besondere Aufmerksamkeit erregten tierexperimentelle Befunde und Untersuchungen am Menschen, die eindeutig nachwiesen, daß diese Medikamente die bei Hypercholesterolämien gestörte Endothelfunktion wieder normalisieren und arteriosklerotische Plaques stabilisieren sowie die Entzündungsreaktionen und Thrombusbildung im Plaquebereich bremsen. Diese pleiotropen Effekte haben den Anwendungsbereich der Statine enorm erweitert. Es erwies sich in diesem Kontext auch als sinnvoll, diese Medikamente bei entsprechender Indikation bis ins hohe Alter bei Männern und Frauen anzuwenden. Statine werden heute in großem Umfang eingesetzt. Sie haben ein sehr günstiges Kosten-Nutzen-Verhältnis. Ziel dieses Büchleins ist es deshalb, auf der Basis solider Kenntnisse über Fettstoffwechselkrankheiten und die Atherogenese praxisrelevante Informationen über diese wichtige und so erfolgreiche Klasse von Lipidsenkern zu vermitteln.

Dresden, im September 1999   *Markolf Hanefeld*

Autoren

Dr. med. Gabriele Böhmer
Institut und Poliklinik für Klinische Stoffwechselforschung
Universitätsklinikum Carl Gustav Carus der Technischen Universität Dresden
Fetscherstr. 74
01307 Dresden

Kap. 1.

PD Dr. med. habil. Sabine Fischer
Institut und Poliklinik für Klinische Stoffwechselforschung
Universitätsklinikum Carl Gustav Carus der Technischen Universität Dresden
Fetscherstr. 74
01307 Dresden

Kap. 1. und 9.

Dr. med. Sabine Gromeier
Institut und Poliklinik für Klinische Stoffwechselforschung
Universitätsklinikum Carl Gustav Carus der Technischen Universität Dresden
Fetscherstr. 74
01307 Dresden

Kap. 5.

Prof. Dr. med. habil. Markolf Hanefeld
Institut und Poliklinik für Klinische Stoffwechselforschung
Universitätsklinikum Carl Gustav Carus der Technischen Universität Dresden
Fetscherstr. 74
01307 Dresden

Kap. 4. und 8.

Prof. Dr. med. habil. Ulrich Julius
Institut und Poliklinik für Klinische Stoffwechselforschung
Universitätsklinikum Carl Gustav Carus der Technischen Universität Dresden
Fetscherstr. 74
01307 Dresden

Kap. 2. und 6.

Annette Patzak
Institut und Poliklinik für Klinische Stoffwechselforschung
Universitätsklinikum Carl Gustav Carus der Technischen Universität Dresden
Fetscherstr. 74
01307 Dresden

Kap. 7.

Dr. rer. medic. Jens Pietzsch
Institut und Poliklinik für Klinische Stoffwechselforschung
Universitätsklinikum Carl Gustav Carus der Technischen Universität Dresden
Fetscherstr. 74
01307 Dresden

Kap. 3.

Dr. med. Frank Schaper
Institut und Poliklinik für Klinische Stoffwechselforschung
Universitätsklinikum Carl Gustav Carus der Technischen Universität Dresden
Fetscherstr. 74
01307 Dresden

Kap. 1. und 8.

Dr. med. Theodora Temelkova-Kurktschiev
Institut und Poliklinik für Klinische Stoffwechselforschung
Universitätsklinikum Carl Gustav Carus der Technischen Universität Dresden
Fetscherstr. 74
01307 Dresden

Kap. 8.

Dr. med. Jan Wildbrett
Institut und Poliklinik für Klinische Stoffwechselforschung
Universitätsklinikum Carl Gustav Carus der Technischen Universität Dresden
Fetscherstr. 74
01307 Dresden

Kap. 5. und 9.

Inhaltsverzeichnis

Risikofaktorenkonzept

1. Risikofaktorenkonzept

Bereits 1968 beschrieb H. Mehnert das Metabolische Syndrom als Wohlstandssyndrom, auch andere Arbeitsgruppen (Camus 1966, Avagaro und Crepaldi 1967) berichteten über gleiche Beobachtungen. In einer umfassenden Darstellung von M. Hanefeld und W. Leonhardt 1981 wurde das Metabolische Syndrom folgendermaßen definiert [1]:

- Hyperlipoproteinämie

- Diabetes mellitus Typ 2

- Hypertonie

- Fettleber

- Gicht und

- Fettsucht, assoziiert mit arteriosklerotischen Gefäßkrankheiten

Weltweite Aufmerksamkeit erfuhr diese Clusterung von Krankheiten durch die Vorstellung des Syndroms X von G. Reaven 1988. Er stellte die Insulinresistenz als entscheidenden pathogenetischen Faktor in den Mittelpunkt dieses Syndroms [2]. Dies wurde möglich, nachdem 1979 die euglykämische hyperinsulinämische Clamp-Technik von De Fronzo eingeführt wurde. Mit dieser Methode kann die Insulinsensitivität quantifiziert werden. Der Begriff "Tödliches Quartett" von Kaplan [3] weist auf die prognostische Bedeutung dieses Syndroms hin. Das Syndrom X oder Insulinresistenzsyndrom schließt die Adipositas, den Typ 2 Diabetes bzw. die impaired glucose tolerance (IGT), die Hypertonie und die Hyper- bzw. Dyslipoproteinämie ein. Die entscheidende Folge dieser metabolischen Störungen ist die Arteriosklerose (Abb. 1.1). In Deutschland sterben zur Zeit noch mehr als 50 % der Menschen an Herz-Kreislauf-Erkrankungen. Die Erkrankungen des Metabolischen Syndroms führen zu einer sich frühzeitig manifestierenden und schwer verlaufenden Arteriosklerose. Die pathophysiologischen Beziehungen zwischen der Insulinresistenz und Parametern des Metabolischen Syndroms, besonders dem Typ 2 Diabetes und den Fettstoffwechselstörungen, sind durch viele Untersuchungen gesichert, während eine kausale Beziehung zwischen Insulinresistenz und kardiovaskulären Erkrankungen bisher nicht zweifelsfrei nachgewiesen werden konnte.

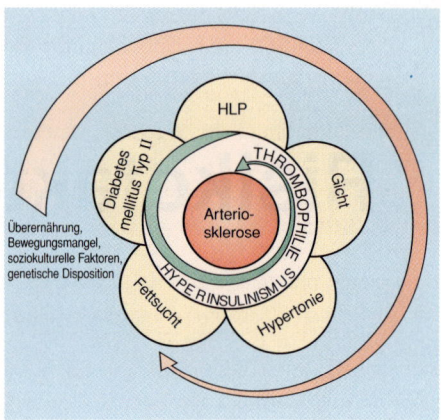

Abb. 1.1: Das Metabolische Syndrom.

Klinisch ist der Patient mit einem Metabolischen Syndrom gekennzeichnet durch eine androide Adipositas, Hypertonie, leicht erhöhte Cholesterol- und LDL- Cholesterolwerte, erhöhte Triglyzeride und ein erniedrigtes HDL-Cholesterol, eine IGT oder einen manifesten Typ 2 Diabetes in Verbindung mit pathologischen Gerinnungsparametern, einer Fettleber, erhöhten Harnsäurewerten und arteriosklerotischen Gefäßerkrankungen. Zur Abschätzung des individuellen Risikos ist nach wie vor die Familienanamnese des Patienten wichtig, besonders frühzeitige Todesfälle bei Verwandten 1. Grades oder das gehäufte Auftreten von Hypertonie oder Stoffwechselkrankheiten. Auch Geschlecht, Alter und Rauchgewohnheiten sind für die Risikobeurteilung unerläßlich.

So haben Frauen bis ca. 5 Jahre nach dem Eintritt der Menopause einen relativen Schutz, dagegen nimmt bei beiden Geschlechtern mit dem Alter die Häufigkeit kardiovaskulärer Erkrankungen zu.

Daß die metabolischen Störungen vorwiegend als Cluster auftreten, zeigen die Daten der Diabetesinterventionsstudie. Bei neudiagnostizierten, rein diätetisch führbaren Typ 2-Diabetikern ohne kardiovaskuläre Events in der Anamnese war bereits bei 17,6 % eine Hyperlipoproteinämie nachweisbar, bei 53 % eine Hypertonie und bei 49 % eine Adipositas [4]. In der PROCAM- [5] und in der Diabetesinterventionsstudie steigt die Inzidenz des Herzinfarktes gravierend an, wenn mehrere Risikofaktoren wie Hyperlipoproteinämie, Hypertonie und Diabetes vorliegen. In Finnland wurde in einer zufälligen Stichprobe bei Menschen mittleren Alters bei 17 % der Männer und 8 % der Frauen ein Metabolisches Syndrom (erhöhte Triglyzeride, erniedrigtes HDL-C) und eine Insulinresistenz (IGT, Hyperinsulinismus) gefunden [6].

Liegen zwei oder drei Störungen vor, spricht man von einem inkompletten Metabolischen Syndrom, bei 4 oder mehr Störungen von einem kompletten Metabolischen Syndrom.

Die eminente praktische Bedeutung dieses Syndroms hat zu einer weltweiten intensiven Forschung geführt, so daß diesem Syndrom immer neue Facetten hinzugefügt werden (Tab. 1.1). Das Metabolische Syndrom dürfte ein polygenetisches Krankheitsbild infolge multipler Mutationen sogenannter Suszeptibilitätsgene sein, das durch das Leben in einer Wohlstandsgesellschaft zum Ausbruch kommt.

Bereits im Stadium der IGT konnten signifikant höhere Werte für Triglyzeride, Gesamtcholesterol, Echtinsulin und die Intima-Media-Dicke der Arteria carotis communis sowie ein signifikant verminderter HDL-Cholesterol-Wert im Vergleich zu Patienten mit einer normalen Glucosetoleranz nachgewiesen werden [7]. Eine genetisch bedingte Insulinresistenz in Verbindung mit gestörter Insulinsekretion der B-Zelle und daraus folgender Hyperinsulinämie ist die unmittelbare Ursache einer gestörten Glucosetoleranz. Sie steht in direktem Zusammenhang mit der androiden Adipositas. Die Hyperinsulinämie trägt wiederum über den gesteigerten Sympathikotonus und die renale Natriumrückresorption zur Hypertonie bei. Insulinresistenz und Adipositas führen zum Anstieg der freien Fettsäuren, die in die Leber gelangen und dort in die VLDL eingebaut werden. Bei diesen Patienten werden erhöhte Triglyzeride und ein vermindertes HDL-Cholesterol gemessen. Die vermehrte Anflutung von freien Fettsäuren aus den intraabdominellen Fettdepots setzt die hepatische Insulinsensitivität weiter herab und begünstigt die Ausbildung einer Fettleber. Die meisten Patienten mit einer moderaten Hypertriglyzeridämie haben zusätzlich eine deutliche Störung im Metabolismus des LDL Apoprotein B, d.h. damit kommt es zu einer verstärkten Bildung hochatherogener kleiner dichter LDL (small dense LDL). Ein gestörter Metabolis-

mus der triglyzeridreichen Lipoproteine ist mit einer Insulinresistenz verbunden [8].

Metabolisches Syndrom (M. Hanefeld und W. Leonhardt 1981)
- Adipositas
- Dys- und Hyperlipoproteinämie
- Hypertonie
- Diabetes mellitus Typ 2
- Hyperurikämie und Gicht
- Fettleber
- erhöhte Inzidenz arteriosklerotischer Folgeerkrankungen

Weitere Faktoren
- androide Adipositas mit bevorzugter viszeraler Fettakkumulation
- Hormonelle Störungen: Hypophysen-NNR-Achse
  - Androgenmangel bei Männern
  - Androgenexzeß bei Frauen
  - Östrogenmangel (postmenopausal)
- gestörte Endothelzellfunktion
- Gerinnungsstörungen (verstärkte Koagulation, verminderte Fibrinolyse, Hyperaktivität der Thrombozyten, gestörte Thrombozytenfunktion)
- Störung der NO-Freisetzung
- Veränderung der Lipoproteinkomposition, small dense LDL, oxidierte LDL, Glykatierung der LDL
- erhöhtes Lp(a)
- Hyperhomocysteinämie
- Zunahme von Molekülen, die mit Infektion, Entzündung und Gefäßremodeling verknüpft sind

Vorkommen der Faktoren in einem Cluster
- ein Faktor kann die Ausprägung anderer Faktoren modifizieren
- die effektive Therapie eines Faktors hat positive Effekte auf mehrere andere Faktoren

Tab. 1.1: Metabolisches Syndrom.

Es ist bekannt, daß nur die androide Adipositas mit einem erhöhten Risiko für kardiovaskuläre Erkrankungen verbunden ist, wobei besonders die viszerale Fettsucht zu der hohen Gefährdung führt [9]. Die viszeralen und subcutanen Fettdepots sind

heute mittels Computertomographie gut zu quanti-
fizieren. Eine exzessive, viszerale Adipositas korreliert mit Insulinresistenz, Hyperinsulinämie,
IGT, Hypertriglyzeridämie, erhöhtem Apoprotein
B, small dense LDL und einem erniedrigten HDL-
C. In einer großen Zahl von Interventionsstudien
konnte inzwischen die Bedeutung dieser einzelnen
Komponenten des Metabolischen Syndroms für
die Entwicklung der Arteriosklerose nachgewiesen werden.

Durch die Untersuchungen von Björntorp [10] und
Mitarbeitern wurden die Einflüsse der neurohor-
monellen Regulation auf das Metabolische Syndrom herausgearbeitet. Die Steroid- und Streßhor-
mone haben für die Ausprägung des Typs der Adipositas und die damit verbundenen Prozesse wie
Lipolyse und Insulinresistenz große Bedeutung.
Eine   hypersensible   Achse   Hypothalamus-
Hypophyse-Nebennierenrinde könnte einer erhöhten peripheren Cortisolsekretion zugrunde liegen.
Für das Metabolische Syndrom sind hohe Insulin-
und Cortisolkonzentrationen, niedriges Wachstumshormon und bei Männern niedriges Testosteron kennzeichnend. Cortisol und Insulin führen zu
einer Akkumulation von Triglyzeriden im Fettgewebe, während Testosteron, Östrogene und
Wachstumshormon einen gegenteiligen Effekt haben. Damit induziert die für das Metabolische Syndrom typische Hormonkonstellation eine Akkumulation von Triglyzeriden im viszeralen Fettgewebe. Zusätzlich führt Cortisol zur Verminderung
der Insulinsensitivität in den Hauptzielorganen
Muskulatur und Leber. Niedrige Testosteronspiegel bei Männern und erhöhte Testosteronspiegel
bei Frauen sind ebenfalls mit einer Insulinresistenz
assoziiert.

Die Daten zur postmenopausalen Östrogentherapie der Frau belegen ebenso die Bedeutung der
Hormone für das Koronar-Risiko. In zahlreichen
Beobachtungsstudien führte eine postmenopausale Östrogentherapie zu einer 30 %igen Risikore-
duktion für koronare Herzkrankheiten (CIHK)
[11]. Östrogene senken LDL-C, erhöhen HDL-C
sowie die Triglyzeride und verhindern einen Anstieg von Fibrinogen, verglichen mit Placebo [12].
Der Einfluß auf das HDL-C ist bei oraler Einnahme ausgeprägter als bei transdermaler Applikation, was auf die Bedeutung der Leber hinweist.
Östrogene allein oder in Kombination mit mikro-
nisiertem Progesteron erhöhen HDL-C stärker als

Östrogene in Kombination mit entweder zyklisch
oder kontinuierlich verabfolgtem Medroxyproge-
steronacetat. Da eine Östrogentherapie aber das
Risiko für Endometrium- und Mamma-Carcinom
sowie venöse Thrombembolien erhöht, ist der Effekt der Hormontherapie auf das Koronar-Risiko
durch prospektive Studien zu klären [11].

Schädigungen des Endothels sind primäre Ereignisse in der Pathogenese der Arteriosklerose [13].
Für die Erfassung von Störungen der Endothelfunktion ist der von Willebrand-Faktor (Faktor
VIIIa) bedeutend [14]. Auch eine Albuminurie
spricht für eine Störung der Endothelfunktion.
60 % der Patienten mit einer erhöhten Albuminexkretionsrate im Urin wiesen zwei oder mehr der
folgenden Erkrankungen auf: Hypertonie, chronisch ischämische Herzkrankheit, Hypertriglyzeridämie und Adipositas, verglichen mit 40 % der
Patienten in der Gruppe mit einer unauffälligen Albuminurie. Nur 9,2 % der Patienten mit der erhöhten Albuminexkretionsrate im Urin hatten keine
der genannten Risikofaktoren verglichen mit
25,5 % der normoalbuminurischen Gruppe [15].
Bei nichtdiabetischen Personen mittleren Alters
konnte nach Adjustierung für Alter und Geschlecht eine signifikante Korrelation zwischen
der Intima-Media-Dicke der Arteria carotis communis und der Albuminurie nachgewiesen werden
[16]. Weitere empfindliche Marker in der Vorher-
sage der Krankheitsprogression der Arteriosklerose sind der Gewebetyp-Plasminogen-Aktivator
(tPA) und Fibrinogen [14, 17].

Seit geraumer Zeit werden Störungen im Gerinnungssystem mit atherosklerotischen Gefäßveränderungen in Zusammenhang gebracht. Hyperkoa-
gulabilität und Hypofibrinolyse können über eine
gesteigerte Thrombogenität zu Mikroischämien
bzw. zum finalen Gefäßverschluß führen. Die Re-
gulierung der Gerinnung erfolgt über antagoni-
stisch ausgerichtete Aktivatoren und Inhibitoren,
die enzymkaskadisch an zellulären Membranen
aktiviert werden. Ursache für eine gesteigerte
Thrombogenität sind dabei vor allem Aktivitätszu-
nahmen   prokoagulatorisch-antifibrinolytischer
Komponenten wie Faktor VIIc, VIIIa (von-
Willebrand-Antigen), Fibrinogen und Plasmino-
gen-Aktivator-Inhibitor 1 (PAI-1). Diesen stehen
auf antikoagulatorischer bzw. profibrinolytischer
Seite Substanzen wie Antithrombin, Thrombomo-
dulin, Protein C, Protein S und der Gewebetyp-

Plasminogen-Aktivator (tPA) gegenüber. Wie die sogenannte APC-Resistenz als Ausdruck einer verminderten Wirkung des aktivierten Protein C sind letztgenannte jedoch bedeutsamer für das Thrombemboliegeschehen im venösen Schenkel.

Lipide und Lipoproteine modifizieren die Hämostase durch direkte oder indirekte Einflußnahme auf thrombotische, fibrinolytische und rheologische Parameter. So führt eine Hypertriglyzeridämie zur Viskositätserhöhung und PAI-1 Aktivierung. Eine Hypercholesterolämie stimuliert neben einer Plättchenaktivierung direkt Fibrinogen und Vitamin-K-abhängige Gerinnungsfaktoren. HDL-Cholesterol entfaltet seine antithrombotische Eigenschaft über Viskositätsverminderung, Suppression von PAI-1 und Inhibition der Thrombozyten- und Erythrozytenaggregation.

Ein wichtiger Regulator des fibrinolytischen Systems ist der Plasminogen Aktivator Inhibitor (PAI-1), dessen vermehrte Sekretion zur Thrombusbildung vorzugsweise im arteriellen Gefäßabschnitt führen kann. PAI-1 hemmt tPA und induziert über die vermehrte Plasminformation eine Akkumulation von Fibrin in den Gefäßen. Es konnte gezeigt werden, daß beide Faktoren unabhängige Prädiktoren für kardiovaskuläre Ereignisse sind [18]. Erhöhte PAI-Aktivitäten reflektieren erste Veränderungen an der Gefäßwand und können somit als Frühsymptom angesehen werden. Eine vermehrte PAI-Bildung ist eng zur Hypertriglyzeridämie und zum Hyperinsulinismus korreliert. Hohe PAI-1 Spiegel, wie bei Diabetikern nachgewiesen, sollen zudem für das beschleunigte Wachstum wandständiger Thromben mitverantwortlich sein.

Ein weiterer Baustein im komplexen Gefüge "Gerinnungssystem" ist der von-Willebrand-Faktor (vWF, Faktor-VIIIa-Antigen), der nach Interaktion mit Thrombin von der Endothelzelle sezerniert wird, woraus wiederum eine gesteigerte Adhäsionsbereitschaft zirkulierender Thrombozyten resultiert. Gerade bei Patienten mit derangierter Stoffwechsellage zeigte sich dieser Parameter signifikant erhöht, eine Hyperglykämie soll direkt die intrazellulären vWF-Konzentrationen beeinflussen. Ferner ist eine enge Assoziation zwischen vWF und kardiovaskulären Ereignissen beschrieben worden. Im Gegensatz zum PAI-Wert ist der vWF dabei auch ein Indikator für Endpunktereignisse, die in einen finalen Gefäßverschluß münden können.

Eine Assoziation zu ischämischen Ereignissen ist auch für den Faktor VIIc beschrieben worden. In der Northwick Park Heart Studie konnte Faktor VIIc als unabhängiger Prädiktor für tödliche Koronarinfarkte identifiziert werden. Die Plasmakonzentration ist eng mit der Glukosehomöostase assoziiert. Nach Euglykämisierung erreichten elevierte Faktor VIIc-Plasmaspiegel innerhalb einer Stunde wieder den Normbereich. Darüber hinaus konnte eine Beziehung zu triglyzeridreichen Lipoproteinen (Chylomikronen und VLDL) hergestellt werden, hohe postprandiale Lipide zogen einen signifikanten Anstieg der Faktor VIIc-Aktivität nach sich.

Die Bedeutung des Fibrinogens als kardiovaskulärer Risikofaktor konnte durch Metaanalysen bestätigt werden [19,20]. Zwei unabhängige Untersuchungen wiesen eine direkte Beziehung zwischen Fibrinogenspiegeln und kardiovaskulären Ereignissen nach [21]. Tödlich endende kardiovaskuläre Ereignisse korrelierten in der Northwick Park Heart Study direkt mit Fibrinogen [22]. Das Auftreten von kardiovaskulären Komplikationen nach Koronarangiographie war signifikant an die Plasmaspiegel von Fibrinogen gekoppelt. Beschrieben wurden auch Assoziationen zur Intima-Media-Dicke der Karotiden. Die Ergebnisse der Edinburgh Artery Studie und NHLBI Studie zeigten eine direkte Korrelation von Fibrinogen zur Intima-Media-Dicke [23,24]. Erhöhte Fibrinogenkonzentrationen ließen sich auch bei Familiärer Hypercholesterolämie (FHC) nachweisen. In der Framingham Nachkommen Studie zeigten Personen mit Hypobetalipoproteinämie (LDL-Cholesterol < 70 mg/dl) die signifikant niedrigsten Fibrinogenspiegel.

Eine Störung der Nitritoxid (NO)-Freisetzung könnte ebenfalls ein Faktor eines erweiterten Metabolischen Syndroms sein. NO wird vom Endothel produziert und ist ein potenter Vasodilatator. Eine verminderte NO-Freisetzung ist assoziiert mit Risikofaktoren der Arteriosklerose wie Hypertonie und Hypercholesterolämie. Bereits bei jungen Patienten mit einer Hypercholesterolämie wurde eine Störung der nitritoxidabhängigen Vasodilatation nachgewiesen [25]. Möglicherweise können oxidierte LDL NO inaktivieren, damit

wird die NO vermittelte Vasodilatation einge-
schränkt [25], auch in arteriosklerotischen Gefäßen ist die endothelabhängige, durch NO hervor-
gerufene Relaxation vermindert [26]. Unter psy-
chischem Streß oder körperlicher Belastung kann
eine herabgesetzte Bioaktivität von NO zu einer
Konstriktion der Koronararterien führen und zu einer myocardialen Ischämie bei Patienten mit
CIHK beitragen [27].Weiter fördert eine herabgesetzte NO-Aktivität die Oxidation von Lipoproteinen und die Schaumzellbildung [27]. Neben NO
wirkt auch Prostacyclin gefäßrelaxierend, beide
hemmen die Plättchenfunktion, während Endothelin 1, Thromboxan A_2 und Prostaglandin H_2 gefäßkontrahierend wirken. Thromboxan A_2 und Prostaglandin H_2 aktivieren zusätzlich die Plättchen
und induzieren über eine Hemmung der NO-
Bildung eine Störung des Regenerationsvermö-
gens der Endothelzelle. Endothelin führt zur Proliferation glatter Muskelzellen [28].

Die Veränderungen der Lipoproteine beim Typ 2-
Diabetes bzw. bereits bei der IGT mit den daraus
folgenden pathophysiologischen Konsequenzen
zeigen die engen Verflechtungen der einzelnen
Komponenten des Metabolischen Syndroms. Der
Typ 2-Diabetes ist charakterisiert durch Veränderungen der VLDL-, LDL- und HDL-Lipoproteine,
phänotypisch zeigen die Patienten leicht erhöhte
Triglyzeride und ein erniedrigtes HDL-C. Hyperinsulinismus und Insulinresistenz stimulieren die
VLDL-Produktion in der Leber. Erhöhte Spiegel
triglyzeridreicher Lipoproteine (VLDL) und eine
lange Verweildauer der triglyzeridreichen Lipoproteine in der Zirkulation fördern den exzessiven
Austausch von Triglyzeriden und Cholesterolestern zwischen VLDL und LDL. In den LDL und
HDL werden Triglyzeride angereichert. Diese in
ihrer Zusammensetzung veränderten triglyzeridreichen, cholesterolesterarmen LDL werden zu
small dense LDL, sie sind assoziiert mit erhöhten
Triglyzeriden, vermindertem HDL-C, Hyperinsulinismus und Insulinresistenz. Small dense LDL
stellen sowohl bei Nichtdiabetikern als auch bei
Diabetikern einen Risikofaktor für eine CIHK dar,
wobei auch normotriglyzeridämische Typ 2-
Diabetiker mehr small dense LDL aufweisen als
normoglykämische Patienten. Eine Verbesserung
der Glykämielage führt zur Normalisierung der
LDL-Zusammensetzung.

Seit längerer Zeit ist bekannt, daß ein erhöhter
Lp(a)-Spiegel ein unabhängiger Risikofaktor für
arteriosklerotische Gefäßkomplikationen ist, z.B.
für Myokardinfarkt, Schlaganfall, periphere arterielle Durchblutungsstörungen und arterielle Re-
stenosen nach interventioneller Therapie. Das gilt
sowohl für Diabetiker als auch für Nichtdiabetiker.
Es werden folgende pathophysiologische Abläufe
diskutiert [29, 30]:

- a) Lp(a) sammelt sich besonders an den Orten eines bestehenden Endothelzellschadens oder einer endothelialen Dysfunktion, beim Menschen
  auch im Bereich einer mikrovasculären Entzündung und einer damit verbundenen erhöhten endothelialen Permeabilität. Erhöhte Lp(a)-Spie-
  gel führen zu einer Störung der endothelabhän-
  gigen Vasodilatation, bevor arteriosklerotische
  Läsionen sichtbar werden

- b) Apo(a) bzw. Lp(a) vermindern die TGF-β-
  Aktivität (transforming growth factor). TGF-β
  ist ein wichtiger Faktor für die Endothelfunktion, es unterdrückt die Proliferation und Migration von glatten Muskelzellen. Ein verminderter
  Spiegel von TGF-β führt zu einer Aktivierung
  von Endothelzellen, einer Expression von proin-
  flammatorischen Zytokinen und Adhäsionsmolekülen. Da Lp(a) bzw. Apo(a) besonders an Orten einer endothelialen Schädigung akkumulieren, sinkt hier die lokale TGF-β-Aktivität und
  fördert auf diesem Weg die Arteriosklerose

- c) Apo(a) hemmt die Plasminogen-Aktivierung,
  eine verminderte Plasminogen-Aktivität ist mit
  einem erhöhten Thromboserisiko und einer her-
  abgesetzten Aktivität von TGF-β verbunden

Eine milde Hyperhomocysteinämie gilt als ein
weiterer eigenständiger und von anderen unabhängiger Risikofaktor für eine vorzeitige Arteriosklе-
rose, d.h. eine chronisch ischämische Herzkrankheit, zerebrale oder periphere arterielle Durchblutungsstörungen, aber auch für eine venöse Throm-
bose. Interaktionen mit anderen Risikofaktoren
sind möglich, besonders mit LDL-C.

Ursachen für einen erhöhten Homocysteinspiegel
sind sowohl genetische Faktoren als auch die Ernährung (absoluter Mangel an Folsäure, Vitamin
B_{12} oder B_{12} oder eine methioninreiche Ernährung
mit relativem Mangel an Folsäure, Vitamin B_6
oder B_{12}). Als mögliche pathophysiologische Mechanismen werden toxische Effekte auf die Endo-

thelzellen diskutiert, weiterhin eine gesteigerte Thrombozytenadhäsion und -aggregation wie auch Effekte auf Gerinnungsfaktoren mit Zunahme der prothrombotischen Aktivität im Gefäßendothel, eine Förderung der Proliferation glatter Muskelzellen der Gefäßwand und eine Beeinflussung der bindegewebigen Matrix der arteriosklerotischen Plaques [31, 32].

Homocystein kann die Oxidation von LDL in Anwesenheit von Redoxmetallen in vitro stimulieren. Ca. 30 % der Patienten mit gestörtem Homocystein-Stoffwechsel haben einen normalen Nüchtern-Homocysteinwert, aber einen pathologischen Methionin-Belastungstest. Die Homocysteinkonzentration steigt mit dem Alter an, die Ursache dafür ist nicht bekannt. Patienten mit arteriosklerotischen Gefäßerkrankungen weisen in ca. 30 % erhöhte Nüchtern-Homocysteinspiegel auf. Ein pathologischer Methionin-Belastungstest wird ca. 12 mal häufiger bei Patienten mit Gefäßerkrankungen gefunden als in der Normalbevölkerung.

Bei Patienten mit koronarangiographisch gesicherter Koronarsklerose war der Plasmahomocysteinspiegel ein signifikanter Prädiktor der Mortalität [33]. Eine Zunahme der Plasmahomocysteinkonzentration um 5 µmol/l erhöht das Risiko für eine koronare Herzkrankheit vergleichbar mit einem Anstieg des Cholesterolspiegels um 0,5 mmol/l (entspricht≈20 mg/dl) [34]. Ein Plasmahomocysteinspiegel > 12 µmol/l (entspricht etwa einem Cholesterolspiegel > 6,5 mmol/l) verdoppelt das Risiko für einen Infarkt, zerebrale und periphere arterielle Durchblutungsstörungen bei Männern und Frauen.

Weitere in der Pathogenese der Arteriosklerose diskutierte Faktoren sind Prozesse der Entzündung und Infektion.

Der Nachweis von Helicobacter pylori als Ursache von Ulcera der Magen- und Duodenalschleimhaut führte zu der Vorstellung, daß auch die arteriosklerotischen Gefäßveränderungen durch ein infektiöses Agens getriggert werden. Bereits 1988 berichtete Saikku [35], daß bei Patienten mit akutem Myokardinfarkt Antikörper gegen Chlamydia pneumoniae nachweisbar sind. 1991 schließlich glückte der elektronenmikroskopische Nachweis von Chlamydia pneumoniae als gramnegatives, obligat intrazellulär wachsendes Bakterium in der Gefäßwand von Koronararterien [36]. Eine kultu-

relle Anzüchtung von Chlamydien aus Gefäßendothel oder arteriosklerotischem Plaque-Material ist jedoch bislang noch nicht gelungen. Die im Anfangsstadium der Arteriosklerose nachweisbare Infiltration der Gefäßwand mit Entzündungszellen, die Expression von Adhäsionsmolekülen und der Anstieg von Entzündungsmediatoren wäre mit dem Konzept gut vereinbar.

Die Ergebnisse weiterer epidemiologischer Studien legen einen Zusammenhang zwischen einer Gefäßwandinfektion und arteriosklerotischen Veränderungen nahe [37]. So konnte gezeigt werden, daß bei Koronarpatienten im Vergleich zu gesunden Kontrollpersonen höhere Antikörpertiter gegen Chlamydia pneumoniae vorliegen. Andererseits scheinen Patienten nach akuten kardiovaskulären Ereignissen von einer oralen Antibiotikabehandlung, verglichen mit Koronarpatienten ohne Antibiose, hinsichtlich eines Rezidivereignisses zu profitieren [38].

Neben Chlamydia pneumoniae werden derzeit auch Helicobacter pylori und das Cytomegalievirus als infektiöses Agens diskutiert. Bisher fehlen aber eindeutige Beweise für eine kausale Rolle der Infektion in der Pathogenese der Arteriosklerose. Dies kann nur durch kontrollierte prospektive Interventionsstudien bewiesen werden.

Alternativ zu dem Konzept einer Infektion und den Oxidationsvorgängen als Ursache für den Prozeß der Arteriosklerose muß die Hypothese der Autoimmungenese angesehen werden [39]. Die Arteriosklerose stellt eine chronische Inflammation der Intima-Media dar. 1988 konnten Seifert und Kazatchkine [40] eine Aktivierung des Komplementsystems als Teil des Immunsystems bei der Arteriosklerose nachweisen. Die Idee, daß in der Pathogenese der Arteriosklerose Immunprozesse eine wesentliche Rolle spielen, basiert auf tierexperimentellen Untersuchungen, die gezeigt haben, daß Tiere, bei denen eine Immunkomplexkrankheit durch Injektion von Fremdserum induziert wird, gehäuft arteriosklerotische Läsionen aufwiesen. Andererseits bilden sich in C6-depletierten Tieren mit einer durch eine lipidreiche Nahrung induzierten Arteriosklerose atheromatöse Gefäßveränderungen weniger stark aus [41].

Die Vertreter dieser Hypothese postulieren, daß bei sehr hohen LDL-C-Werten das physiologische Transport- und Abräumsystem überlastet ist und infolgedessen um- und abgebaute Lipide aus zugrundegehenden Makrophagen freigesetzt werden, die zu einer permanenten Komplementaktivierung und zur chronischen Entzündung der Gefäßwand führen.

Die Möglichkeiten der raschen, sicheren und beliebig oft wiederholbaren Untersuchungen verschiedener Gefäßprovinzen mittels Ultraschall erlaubt die Quantifizierung der Arteriosklerose, z. B. durch die Bestimmung der Intima-Media-Dicke der arteriellen Gefäße, die Plaqueausmessung oder die Messung der linksventrikulären Hypertrophie am Herzen. Die heute vorhandenen Möglichkeiten einer frühzeitigen und komplexen Diagnostik und einer effektiven Therapie führen zu einer deutlichen Verbesserung der Lebensqualität und Lebenserwartung dieser Patienten. Die Umsetzung der basalen Behandlungsprinzipien des Metabolischen Syndroms wie Ernährungsumstellung, Gewichtsreduktion, Alkoholreduktion und physisches Training gelingt auf Bevölkerungsebene bisher nur unzureichend, dagegen ist die medikamentöse Intervention wesentlich erfolgreicher. Hervorzuheben ist, daß nicht die Beeinflussung eines einzelnen Risikofaktors die Entwicklung der Arteriosklerose verzögert bzw. stoppt, sondern daß ein multifaktorieller Ansatz entscheidend ist. Hier schließt sich wieder der Kreis zum Metabolischen Syndrom.

Wichtig ist es heute, diese wissenschaftlich gesicherten Erkenntnisse im medizinischen Alltag auf breiter Basis umzusetzen. Dazu gilt es, die Kosten-Nutzen-Relationen dieser modernen Therapieverfahren mit den Kostenträgern zu besprechen, um einen Konsens auf breiter Basis zu erreichen. Die Entscheidung zur Therapie darf nur auf wissenschaftlich gesicherten Daten beruhen und nicht durch Kostendruck modifiziert werden. Daneben muß die Effizienz neuer Therapien durch Studien weiter abgeklärt und dann in die medizinische Praxis übernommen werden.

Literaturverzeichnis

1. M. Hanefeld, W. Leonhardt: Das metabolische Syndrom. Dt. Gesundh.-Wesen 1981; 36: 545-551.

2. GM Reaven: Role of insulin resistance in human disease. Diabetes 1988; 37: 1595-1607.

3. NM Kaplan: The deadly quartet. Upper body obesity, glucose intolerance, hypertriglyceridemia and hypertension. Arch. Intern. Med. 1989; 149: 1514-1520.

4. M. Hanefeld, U. Julius, H. Schmechel, U. Schwanebeck, J. Lindner, J. Schulze, S.Fischer, H. Dude, G. Rothe, Die DIS-Gruppe: Die Diabetesinterventionsstudie (DIS) Diabetesverlauf und Mortalität, eine Bilanz 11 Jahre nach Diagnosestellung. Diab. Stoffw. 1996; 5: 39-45.

5. G. Assmann: Lipid Metabolism Disorders and coronary heart disease. MMV-Medizin Verlag 1993, München.

6. MJ Vanhala, EA Kumpusalo, TK Pitkajarri, JK Takala: Metabolic Syndrome in a middle-aged Finnish population. J Cardiovasc. Risk 1997, 4: 291-295.

7. T. Temelkova-Kurktschiev, C. Köhler, F. Schaper, E. Henkel, A. Hahnefeld, K. Fücker, G. Siegert und M. Hanefeld: Beziehungen zwischen verschiedenen Stadien der Glucosetoleranz, etablierten Risikofaktoren für Arteriosklerose und Intima-Media-Dicke (IMD) der A. carotis communis. Diabetes und Stoffwechsel 1998; 7: 227-232.

8. GL Vega, SM Grundy: Effect of Statins on Metabolism of Apo B-Containing Lipoproteins in Hypertriglyceridemic Men. Am. J. Cardiol. 1998; 81 (4A): 36B-42B.

9. Y. Matsuzawa: Pathophysiology and Molecular Mechanisms of Visceral Fat Syndrome: The Japanese Experience. Diabetes/Metabolism Reviews 1997; 13 (1): 3-13.

10. P. Björntorp: Neuroendokrine Störungen bei Metabolischen Syndrom. In: Das Metabolische Syndrom. Hrsg. M. Hanefeld, W. Leonhardt. Gustav Fischer Verlag Jena 1996.

11. E. Barrett-Connor: Estrogen replacement therapy and atherosclerosis. Atherosclerosis XI, 1998; 811-816. B. Jacotot, D. Mathé and J.-C. Fruchart, editors. Elsevier Science.

12. Writing Group for the PEPJ Trial. Effects of estrogen or estrogen progestin regimens on heart disease risk factors in postmenopausal women. JAMA 1995; 273: 199-208.

13. R. Ross. The pathogenesis of atherosclerosis: a perspective for the 1990's. Nature 1993; 362: 801-809.

14. A. Blann: von Willebrand factor, endothelial cell markers and arterial thrombosis. Atherosclerosis XI, 1998; 413-417. B. Jacotot, D. Mathé and J.-C. Fruchart, editors. Elsevier Science.

15. B. Abuaisha, S. Kumar, R. Malik, AJ Boulton: Relationship of elevated urinary albumin excretion to components of the metabolic syndrome in non-insulin-dependent diabetes mellitus. Diabetes-Res.-Clin.-Pract. 1998; 39 (2): 93-99.

16. T. Temelkova-Kurktschiev, C. Köhler, F. Schaper, E. Henkel, A. Hahnefeld, K. Fücker, G. Siegert, M. Hanefeld: Relationship between fasting plasma glucose atherosclerosis risk factors and carotid intima media thickness in non diabetic individuals. Diabetologia 1998; 41: 706-712.

17. PM Ridker: Fibrinolytic and inflammatory markers for arterial occlusion: the evolving epidemiology of thrombosis and haemostasis. Thromb. Haemostas. 1997; 78: 53-59.

18. I. Juhan-Vague, SD Pyke, MC Alessi, J. Jespersen, F. Haverkate; SG Thompson: Fibrinolytic factors and the risk of myocardial infarction or sudden death in patients with angina pectoris. ECAT Study Group. European Concerted Action on Thrombosis and Disabilities [see comments]. Circulation 1996 Nov 1; 94(9): 2057-63. Comment in: Circulation 1996; Nov 1; 94 (9): 2052-4.

19. E. Ernst, KL Resch: Fibrinogen is a cardiovascular risk factor: a meta-analysis and review of the literature. Ann Intern Med 118: 956-963.

20. WB Kannel:. Influence of fibrinogen on cardiovascular disease. Drugs 1997; 54 Suppl 54: 32-40.

21. H. Toss, B. Lindahl; A. Siegbahn, L. Wallentin: Prognostic influence of increased fibrinogen and C-reactive protein levels in unstable coronary artery disease. FRISC Study Group. Fragmin during Instability in Coronary Artery Disease [see comments]. Circulation 1997 Dec 16; 96(12): 4204-10. Comment in: Circulation 1997; Dec 16;96(12): 4141-2.

22. TW Meade, S. Mellows, M. Brozoovic et al: Haemostatic function and ischaemic heart disease principal and ischaemic heart disease principal results of the Northwick Park Heart Study. Lancet 1986; 11: 533-536.

23. AR Folsom, JS Pankow, RR Williams, GW Evans, MA Province, JH Eckfeldt: Fibrinogen, plasminogen activator inhibitor-1, and carotid intima-media wall thickness in the NHLBI Family Heart Study. Thromb-Haemost. 1998; Feb; 79 (2): 400-4.

24. AJ Lee; PI Mowbray; GD Lowe, A. Rumley; FG Fowkes, PL Allan: Blood viscosity and elevated carotid intima-media thickness in men and women: the Edinburgh Artery Study. Circulation 1998; Apr 21; 97 (15): 1467-73.

25. M. Preik, M. Kelm, F. Schöbel, Y. Schottenfeld, M. Leschke, BE Strauer: Selective impairment of nitric oxide dependent vasodilation in young adults with hypercholesterolemia. J Cardiovasc Risk 1996; (3): 465-71.

26. DG Harrison: Endogene und therapeutische Nitrate in gesunden und arteriosklerotischen Gefäßen. Schweiz-Rundsch-Med-Prax. 1993; 82 (42): 1172-1176.

27. RO Cannon: Role of nitric oxide in cardiovascular disease: focus on the endothelium. Clin.Chem. 1998; 44: 1809-19.

28. TF Lüscher, FC Tanner, G. Noll: Lipids and endothelial function effects of lipid-lowering and other therapeutic interventions. Curr.-Opin-Lipidol. 1996; 7 (4): 234-40.

29. W. Xingde, K. Kostner, S. Frank, GM Kostner: Assembly and catabolism of lipoprotein (a). Atherosclerosis XI 1998; 567-574. B. Jacotot, D. Mathé and J.-C. Fruchart, editors. Elsevier Science.

30. DJ Grainger, J. Reckless, JC Metcalfe, StD Hughes, EM Rubin, RM Lawn: Lipoprotein(a) and the endothelium: a feedback loop in atherosclerosis: Atherosclerosis XI 1998; 551-557. B. Jacotot, D. Mathé and J.-C. Fruchart, editors. Elsevier Science.

31. N. Weiss, Ch Keller. Hyperhomocysteinämie - ein neuer Risikofaktor für atherosklerotische Gefäßerkrankungen. Klinikarzt 1998; 3/27: 64-71.

32. IM Graham, R. Meleady: Homocysteine as a risk factor for cardiovascular disease. Atherosclerosis XI 1998; 419-423. B. Jacotot, D. Mathé and J.-C. Fruchart, editors. Elsevier Science.

33. O. Nygard, JE Nordrehang, H. Refsum, PM Ueland, M. Farstad, SE Vollset: Plasma homocysteine levels and mortality in patients with coronary artery disease. N Engl. J. Med. 1997; 337: 230-236.

34. CJ Boushey, SAA Beresford, GS Omenn, AG Motulsky: A quantitative assessment of plasma homocysteine as a risk factor for vascular disease: probable benefits of increasing folic acid intake. JAMA 1995; 274: 1049-1057.

35. P. Saikku, K. Mattila, M.S. Nieminen, JK Huttunen, M. Leinonen, MR Ekmann, PH Mäkelä, V. Valtonen: Serological evidence of an association of a novel chlamydia, TWAR, with chronic coronary heart disease and acute myocardial infarction. Lancet ii 1988, II: 983 - 986.

36. A. Shor, CC Kuo, DL Patton: Detection of Chlamydia pneumoniae in coronary arterial fatty streaks and atheromatous plaques. S.Afr.Med.J. 1992; 82: 158 – 161.

37. W. Stille, R. Dittmann, G. Just-Mübling: Atherosclerosis due to chronic arteritis caused by Chlamydia pneumoniae: a tentative hypothesis. Infection 1997; 25: 281 – 285.

38. A. Meniconi, G. Noll, TF Lüscher: Ist die Arteriosklerose eine Infektionskrankheit? Praxis 1998; 87: 64 – 74.

39. S Bhakdi: Eine alternative Hypothese zur Pathogenese der Atherosklerose. Herz 1998; 23: 163 – 167.

40. PS Seifert, MD Kazatchkine: The complement system in atherosclerosis. Atherosclerosis 1988; 73: 91-
104.

41. J. Torzewski, DE Bowyer, J. Waltenberger, C. Fitz-
simmons: Processes in atherogenesis: complement acti-
vation. Atherosclerosis 1997; 132: 131-138.

Lipoproteinstoffwechsel

2. Lipoproteinstoffwechsel

2.1. Allgemeine Funktion

Der Transport von Fetten wird im Blut über komplex aufgebaute Partikel, sogenannte Lipoproteine (Fett-Eiweiß-Partikel), realisiert.

Fette werden zunächst mit der Nahrung aufgenommen und dann vom Darm via Lymphe und Blut vorwiegend zur Leber transportiert. Weiterhin gibt es Transportmechanismen von der Leber zu anderen Organen sowie von diesen zur Leber. Hinzu kommen Austauschvorgänge zwischen den in der Blutbahn befindlichen Lipoproteinen.

Der Organismus benutzt Fette zur Energiegewinnung, zur Strukturbildung (Zellmembranen) sowie für Synthesen lebenswichtiger Substanzen (z. B. Steroidhormone, Gallensäuren). Damit sind Fette unzweifelhaft ein wesentlicher physiologischer Bestandteil des Organismus. Bei absolut fettfreier Ernährung sind Defizite (Linolsäure, fettlösliche Vitamine) zu befürchten. Wenn also die Aufklärung der Bevölkerung den Eindruck erwecken möchte, daß Fette mit Arteriosklerose gleichzusetzen seien, so ist das nur ein kleiner Teil der Wahrheit.

2.2. Aufbau und Einteilung von Lipoproteinen

Die Lipoproteine bestehen aus 4 Hauptkomponenten, jede Lipoproteinklasse hat unterschiedliche Anteile dieser Komponenten:

• Cholesterol und Cholesterolester
• Triglyzeride (Neutralfette)
• Phospholipide
• Apolipoproteine

Grundsätzlich unterscheidet man 2 Gruppen von Lipoproteinen:

• triglyzeridreiche Lipoproteine
• cholesterolreiche Lipoproteine

Die triglyzeridreichen Lipoproteine besitzen eine geringere Dichte und bewirken bei ihrer Anhäufung im Plasma dessen Trübung. Die cholesterolreichen Lipoproteine sind dichter und sind nicht für eine Plasmatrübung verantwortlich. Die Bestimmung von Lipidkonzentrationen im Plasma (z. B. von Cholesterol oder von Triglyzeriden) spie-

gelt die Gesamtsumme der in den Lipoproteinen enthaltenen Lipide wider und läßt zunächst keine Schlußfolgerung auf einzelne Lipoproteine zu. Natürlich wird eine Anhäufung von triglyzeridreichen Lipoproteinen zu Anhebungen der Triglyzeridspiegel führen. Dabei ist dann in der Regel auch der Cholesterolspiegel erhöht. Andererseits sind die cholesterolreichen Lipoproteine so triglyzeridarm, daß ihre Akkumulation keinen parallelen Triglyzeridanstieg nach sich zieht.

Die Lipoproteine unterscheiden sich in ihren chemischen und physikalischen Eigenschaften und können mittels Elektrophorese, Ultrazentrifugation, Gelfiltration oder Immunaffinitätschromatographie getrennt werden.

Man hat 6 Lipoproteinklassen (Tab. 2.1) anhand ihrer Dichteeigenschaften definiert, auf deren Basis eine Fraktionierung der Lipoproteine mittels Ultrazentrifugation gelingt. Üblicherweise werden für die Bezeichnung der Lipoproteinklassen Abkürzungen verwendet, die aus dem Englischen stammen. Dabei spielt der Begriff "density" (Deutsch: Dichte) eine Rolle. So heißen die Lipoproteine mit sehr niedriger Dichte "very low density lipoproteins". Als "Remnants" werden Abbauprodukte der triglyzeridreichen Lipoproteine bezeichnet.

2.3. Subfraktionen der LDL

Cholesterol und Cholesterolester machen zusammen etwa 50 % des Partikelgewichtes aus. Außerdem transportieren die LDL lipophile Komponenten, die als potentielle Antioxidantien gelten (Ubichinon 10, Alpha-Tocopherol, Karotinoide).

Trotz dieser einheitlichen Charakterisierung müssen die im Dichtebereich der LDL zu findenden Partikel als heterogen angesehen werden. Für praktische Zwecke hat sich die Einteilung in drei Subklassen durchgesetzt:

• leichte, große LDL
• LDL von intermediärer Größe und Dichte
• kleine, dichte LDL

Die dichten LDL sind proteinreich und cholesterolarm. Bei gesunden Personen überwiegt die intermediäre Subklasse. Bei Hypertriglyzeridämie

Bezeichnung	Abkür-zung	Dichtebereich (kg/l)	Hauptbestandteile	Herkunft	Funktion
Chylomikronen	CM	<0,95	TG; ApoB 48	Darm	Transport exogener Nahrungsfette
Lp sehr niederer Dichte	VLDL	<1,006	TG; ApoB 100	Leber	Transport endogener Lipide
VLDL-Remnants	IDL	1,006 - 1,019	TG, CE; ApoB 100	aus VLDL	Transport endogener Lipide
Lp niederer Dichte	LDL	1,019 - 1,063	CE; ApoB 100	aus IDL	Transport von CH zu Körperzellen
Lp hoher Dichte	HDL	1,063 - 1,210	CE; ApoA	Leber, Darm	Transport von CH aus Körperzellen
Lipoprotein(a)	Lp(a)	1,080 - 1,100	CE; ApoB 100	Leber	

Tab. 2.1: Lipoproteine.
Lp Lipoproteine; TG Triglyzeride; CE Cholesterolester; CH Cholesterol.

wird eine Anreicherung der kleinen, dichten LDL beobachtet. Im englischsprachigen Raum werden letztere Partikel als "small dense LDL" bezeichnet.

2.4. Subfraktionen der HDL

Innerhalb der HDL-Fraktion werden, wiederum anhand der Dichte, zwei Subfraktionen unterschieden: HDL_2 und HDL_3. Die HDL_2 sind weniger dicht und enthalten proportional mehr Cholesterol, Cholesterolester und Phospholipide als die HDL_3. Letztere haben in Relation zu ihrer Gesamtmasse einen höheren Apolipoprotein-Gehalt. Die Bildung der HDL_2 erfolgt entweder aus naszenten HDL oder aus HDL_3 durch Aufnahme von Lipiden und Phospholipiden. Es gibt einige bekannte Einflußfaktoren auf die HDL-Spiegel, die weit überwiegend die HDL_2-Subfraktion modifizieren.

Erhöhend	Erniedrigend
• Alkohol	• Testosteron
• Östrogene	• Progesteron
• Körperliches Training	• Reichlich mehrfach ungesättigte Nahrungs-Fettsäuren
• Reduktion von Übergewicht (langfristig)	• Hypertriglyzeridämie
• Mehr Nahrungscholesterol	• Typ 2 Diabetes mellitus
• Mehr gesättigte Fette mit der Nahrung	• Adipositas

Tab. 2.2: Einflußfaktoren auf die HDL-Konzentration (in der Praxis meist gemessen als HDL-Cholesterol).

Andererseits werden die HDL nach ihrem Apolipoprotein-Typ eingeteilt. Es gibt Partikel, die nur Apolipoprotein A-I enthalten. Andere HDL-Partikel wiederum enthalten sowohl Apolipoprotein A-I als auch A-II. Offenbar ist das metabolische Schicksal der HDL-Partikel, die nur Apolipoprotein A-I enthalten, enger an das der triglyzeridreichen Lipoproteine gekoppelt und sie sind stärker antiatherogen.

Die Praxisrelevanz der Subfraktionierung der HDL ist noch nicht endgültig einzuschätzen. Da es sich um relativ aufwendige Methoden handelt, wird in der Praxis weit überwiegend das HDL-Cholesterol bestimmt und als repräsentativ für die Gesamt-HDL-Fraktion angesehen. Frauen haben, zumindest bis zur Menopause, höhere HDL-Cholesterol-Spiegel als Männer.

Die funktionellen Zusammenhänge zwischen den Lipoproteinen werden im nächsten Teilkapitel (Dynamik des Lipoproteinstoffwechsels) im Zusammenhang dargestellt.

Apolipoproteine sind für die Struktur und Funktion der Lipoproteine von ganz entscheidender Bedeutung. Sie stimulieren enzymatische Prozesse und sind an der Bindung von Lipoproteinen an Zellwandrezeptoren beteiligt. Mutationen in den die Apolipoproteine kodierenden Genabschnitten führen zu abnormen Konzentrationen dieser Eiweiße und ggf. zu Funktionsstörungen.

Apolipoprotein B ist Bestandteil der vom Organismus in der Leber und im Darm synthetisierten Lipoproteine. Die VLDL sind mit Apolipoprotein B 100 ausgestattet, das eine häufige Mutation auf-

Apolipo-protein	Syntheseort	Funktion
A-I	Darm, Leber	• Strukturprotein von HDL • Kofaktor von LCAT • Stimulation des Cholesterol-Efflux aus Zellen
A-II	Leber	• Strukturprotein von HDL
A-IV	Darm	• Strukturprotein von HDL und Chylomikronen • Kofaktor von LCAT • Stimulation des Cholesterol-Efflux aus Zellen
B-100	Leber	• Strukturprotein von VLDL, VLDL-Remnants, LDL und Lp(a) • Transzellulärer Transport von VLDL • Ligand des LDL-Rezeptors
B-48	Darm	• Strukturprotein der Chylomikronen • Transzellulärer Transport von Chylomikronen
C-I	Leber	• Strukturprotein von VLDL und HDL • Hemmung der hepatischen Remnant-Aufnahme
C-II	Leber	• Strukturprotein von VLDL und HDL • Aktivator der Lipoproteinlipase • Hemmung der hepatischen Remnant-Aufnahme
C-III	Leber	• Strukturprotein von VLDL und HDL • Hemmung der Lipoproteinlipase • Hemmung der hepatischen Remnant-Aufnahme
E	ubiquitär; beson-ders Leber, Makro-phagen, Nerven	• Strukturprotein von VLDL und HDL • Ligand des LDL- und des ApoE-Rezeptors • Stimulation von Cholesterol-Efflux
(a)	Leber	• Strukturprotein von Lp(a)

Tab. 2.3: Wichtigste Apolipoproteine.

weisen kann. Die Chylomikronen enthalten das Apolipoprotein B 48 (das etwa die halbe Anzahl von Aminosäuren umfaßt), dessen Nachweis im Plasma einen spezifischen Befund für diese im Darm gebildeten Partikel darstellt.

Die Apolipoproteine A gehören zu den HDL. Die bisher genannten Apolipoproteine werden in der lipidologischen Praxis in größerem Umfang gemessen. Die Bestimmung der Apolipoproteine C und weiterer Apolipoproteine ist speziellen Fragestellungen vorbehalten.

Für Apolipoprotein E sind drei genetisch determinierte Isoformen bekannt. Entsprechend sind drei verschiedene Allele nachgewiesen. Als "Wildtyp" wird ApoE-3 bezeichnet (Häufigkeit in der Population etwa 70 %). Das ApoE-4-Allel (Häufigkeit

etwa 20 %) geht mit einer leichten Erhöhung der Serum-Cholesterol-Spiegel einher (möglicherweise ist bei diesen Personen die Cholesterolresorption im Darm erhöht). Dagegen wird eher eine Triglyzerid-Anhebung bei Vorliegen eines ApoE-2-Allels (Häufigkeit etwa 10 %) gesehen. Da bei jedem Menschen zwei ApoE-Allele vorliegen, ergeben sich sechs verschiedene ApoE-Phänotypen. Bei ApoE-2-Homozygotie kann eine Dysbetalipoproteinämie beobachtet werden.

2.5. Modifizierte Lipoproteine

Die oxidative Modifikation der LDL ist eine Voraussetzung für deren Aufnahme in die Makrophagen und die zelluläre Akkumulation von Cholesterol (siehe Kapitel "Zellmembranrezeptoren"). Die

Lipidperoxidation startet annehmbar in den mehrfach ungesättigten Fettsäuren der Phospholipide an der LDL-Oberfläche und schreitet dann zu den Lipiden des Partikelzentrums fort. Dadurch werden weitere Lipidanteile und schließlich auch Apolipoprotein B oxidiert. Bestandteile wie Lysophosphatidylcholin, oxidierte Sterole oder modifizierte Phospholipide können die modifizierten LDL verlassen und verschiedene biologische Effekte in der Arterienwand auslösen.

Angesichts der im Plasma vorhandenen Antioxidantien, die zum Teil sogar in den LDL transportiert werden, bestanden lange Zeit große Zweifel, ob die Oxidation der LDL tatsächlich im Plasma abläuft. Inzwischen wurden auch Antikörper gegen oxidierte (und anderweitig modifizierte) Lipoproteine im Plasma gefunden. Das macht das Vorhandensein von zumindest gering modifizierten LDL im Plasma eher wahrscheinlich. Offenbar laufen jedoch Oxidationsvorgänge in der Arterienwand ab, was in Zusammenhang mit der Arteriosklerosegenese gebracht wird.

2.6. Lipoprotein(a)

Lp(a) ist wie die LDL ein cholesterolreiches und Apolipoprotein B-haltiges Lipoprotein. Es enthält zusätzlich Apolipoprotein(a). Dieses ist dem Plasminogen in seiner Struktur sehr ähnlich und besteht ebenfalls aus Kringle-Domänen, deren Zahl genetisch festgelegt ist und zwischen 13 und über 50 variiert. Diese unterschiedlichen Zahlen bedingen einen Größen-Polymorphismus des Apo(a), der die Serumkonzentration des Lp(a) beeinflußt. Es gilt die Regel: je kleiner das Protein, desto höher die Lipoprotein(a)-Konzentration. Die Plasmaspiegel dieses Lipoproteins werden praktisch ausschließlich durch die hepatische Sekretion gesteuert. Die physiologische Bedeutung des Lipoprotein(a), das in Deutschland bei 85 % der Bevölkerung nur in niedrigen Spiegeln zu finden ist, blieb bis jetzt im Dunkeln. Es werden Zusammenhänge mit der Arterioskleroseentstehung diskutiert.

Immerhin ist bemerkenswert, daß in der Postmenopause deutliche Konzentrationsanstiege beobachtet werden.

2.7. Cholesterolsynthese

Cholesterol wird in den Körperzellen über einen komplizierten Syntheseweg erzeugt.

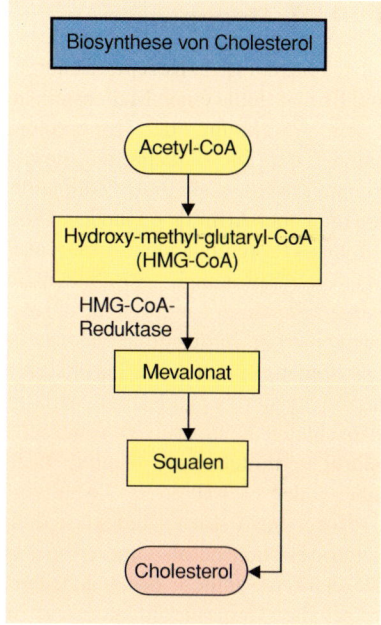

Abb. 2.1: Cholesterolsynthese.

Das Schlüsselenzym dieses Syntheseweges ist die Hydroxy-Methyl-Glutaryl-CoA-Reduktase. Sie wird auch als Cholesterol-Synthese-Enzym bezeichnet und mit CSE abgekürzt. Die Statine hemmen spezifisch dieses Enzym (und werden deshalb häufig auch als CSE-Hemmer bezeichnet).

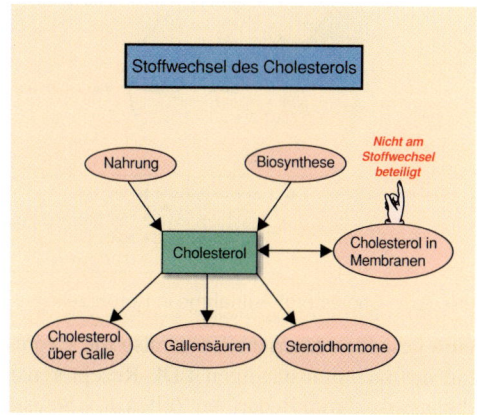

Abb. 2.2: Stoffwechsel des Cholesterols.

Cholesterol ist Vorstufe für Steroidhormone und Gallensäuren und wird auch über die Galle in den Darm ausgeschieden.

2.8. Zellmembranrezeptoren

2.8.1. LDL-Rezeptoren

Die Entdeckung der LDL-Rezeptoren durch Goldstein und Brown stellte einen Meilenstein auf dem Wege der Aufklärung der Lipoprotein-Zell-Interaktionen dar. Die LDL-Partikel (und andere Lipoproteine) werden an diese Zellmembranrezeptoren mit hoher Affinität gebunden. Diese Bindung erfolgt an Proteinliganden: Apolipoprotein B 100 und Apolipoprotein E. Anschließend findet eine Endozytose dieser Lipoproteine in sogenannten coated pits statt. Intrazellulär entstehen sekundäre Lysosomen, in denen die Partikel aufgelöst werden. Unverestertes Cholesterol wird aus diesem lysosomalen Kompartment freigesetzt. Das Cholesterol vermittelt eine negative Feedback-Kontrolle der 3-Hydroxy-3-Methylglutaryl (HMG)-Koenzym A (CoA)-Reduktase und anderer Enzyme des Cholesterolsyntheseweges und der LDL-Rezeptoren-Synthese der gegebenen Zelle, um eine zelluläre Cholesterolhomöostase zu erreichen. Im Gegensatz dazu wird die Acyl-CoA-Cholesterol-Acyl-Transferase (ACAT) durch Cholesterol aktiviert, es werden damit Cholesterolester gebildet.

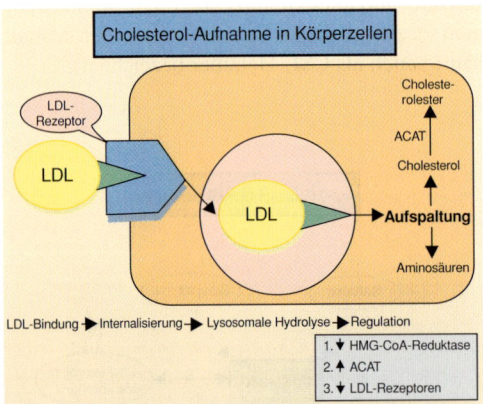

Abb. 2.3: Cholesterol-Aufnahme in Körperzellen.

Beim gesunden Menschen wird also die Expression der membranständigen LDL-Rezeptoren in Abhängigkeit vom Bedarf der Zellen an Cholesterol reguliert. Interessant ist die Tatsache, daß

Östrogene die LDL-Rezeptor-Aktivität deutlich steigern können.

Die LDL-Rezeptoren können nur native, also nicht chemisch modifizierte LDL-Partikel binden bzw. internalisieren.

Einflußgröße	Effekt auf die LDL-Rezeptoren
LDL-Konzentration	
Erhöhung	Herabregulation
Erniedrigung	Heraufregulation
Östrogene	Heraufregulation
Ernährung	
Reichliche Fett- und Cholesterolaufnahme	Herabregulation
Geringe Fett- und Cholesterolaufnahme	Heraufregulation
geringere intrazelluläre Cholesterolbereitstellung	Heraufregulation

Tab. 2.4: Einflußfaktoren auf die LDL-Rezeptor-Aktivität.

2.8.2. Scavenger-Rezeptoren

Modifizierte (oxidierte oder acetylierte) LDL werden durch diese Rezeptoren erkannt und in die Zelle (vor allem in Makrophagen) aufgenommen. Offenbar handelt es sich um mehrere Subtypen von Rezeptoren, deren Rolle im einzelnen noch aufgeklärt werden muß. Ganz entscheidend scheint zu sein, daß eine Cholesterol-Aufnahme über diesen Weg nicht zur Suppression der Expression der Scavenger-Rezeptoren führt und damit die Gefahr einer Cholesterol-Überladung der Zelle mit konsekutiver Schaumzellbildung besteht.

2.9. Dynamik des Lipoproteinstoffwechsels

2.9.1. Fettresorption im Darm und Transport der exogenen Nahrungsfette

Die in der Nahrung enthaltenen Triglyzeride und Cholesterolester werden im Darm durch Lipasen und Esterasen zu Glycerol, Fettsäuren und Cholesterol gespalten. Es folgt eine Resorption der Fettsäuren. In der Darmwand findet eine Resynthese zu Triglyzeriden statt, die Apolipoproteine werden ebenfalls hier synthetisiert. Das Cholesterol in den Chylomikronen (CM) kommt aus drei Quellen: Nahrungscholesterol, Cholesterol in der Galle, Neusynthese in den Darmmukosa-Zellen. Diese CM werden über die Lymphe abtransportiert und gelangen letztlich via Ductus thoracicus in die Blutbahn. Hier erfolgt mit Hilfe der Lipoproteinlipase eine Abspaltung von Triglyzeriden. Dadurch werden die Partikel relativ triglyzeridärmer und cholesterolreicher - man bezeichnet sie nun als CM-Remnants. Letztere werden schließlich von der Leber über Rezeptoren aufgenommen. Der übergroße Teil der Nahrungstriglyzeride kommt also in die Leber. Die beschriebene Aufspaltung von Triglyzeriden setzt Fettsäuren frei, die überwiegend in die Muskulatur gelangen (siehe Unterkapitel "Freie Fettsäuren im Plasma").

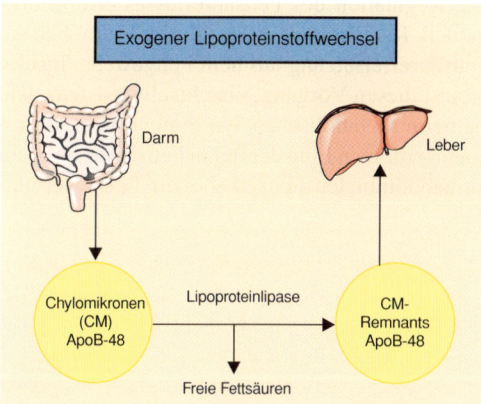

Abb. 2.4: Exogener Lipoproteinstoffwechsel.

2.9.2. Cholesterolresorption

Cholesterol wird mit Mizellen resorbiert, die auch Nahrungslipide enthalten. Damit hängt zwangsläufig zusammen, daß mit steigendem Gesamtfettanteil in der Nahrung auch die Cholesterolresorption zunimmt. Von dem mit der Nahrung zugeführten Cholesterol wird nur etwa 50 % resorbiert, der Rest wird mit dem Stuhl ausgeschieden. Maximal 400 bis 500 mg Cholesterol können aus dem Darm aufgenommen werden. Eine Verringerung der Nahrungscholesterolzufuhr führt kompensatorisch zu einer vermehrten Aufnahme von LDL-Cholesterol aus dem Blut in die Leber und zu einer Steigerung der Cholesterolbiosynthese. Die Absenkung des Cholesterolspiegels ist allerdings in-

dividuell unterschiedlich ausgeprägt. Von praktischer Bedeutung ist der Befund, daß bei geringer Zufuhr von gesättigten Fettsäuren eine Verringerung der oralen Cholesterolzufuhr unter 400 mg pro Tag keine weitere Absenkung des LDL-Cholesterols bewirkte.

2.9.3. Hepatische Sekretion von VLDL und deren Umwandlung zu LDL

Aus den Neutralfetten der Chylomikronen und den der Leber angebotenen freien Fettsäuren werden endogen Neutralfette gebildet, die den Hauptbestandteil der VLDL ausmachen. Über 90 % der im Nüchternserum nachweisbaren Triglyzeride befinden sich in dieser Lipoproteinklasse. Die Sekretionskapazität der Leber für VLDL wird nicht durch die Apolipoprotein-Synthese limitiert. Apolipoprotein B 100 wird in großem Überschuß synthetisiert, das nicht benötigte Protein laufend wieder abgebaut. Der Anteil der VLDL an Neutralfetten ist zwischen verschiedenen Personen unterschiedlich, als besonders hoch wird er im Rahmen des Metabolischen Syndroms oder der Familiären Hypertriglyzeridämie beschrieben.

In der Blutbahn findet, vergleichbar mit den CM, eine Abspaltung von Triglyzeriden durch die Lipoproteinlipase statt. Beide triglyzeridreichen Lipoproteine konkurrieren sogar um die Bindungsstellen an das Enzym. Fallen also reichlich CM an, wird der Katabolismus der VLDL verzögert. Entsprechend erhöht sich, z. B. postprandial, der Gesamt-Triglyzerid-Spiegel. Die triglyzeridärmeren VLDL bezeichnet man als VLDL-Remnants, von manchen Autoren wird auch der Begriff "intermediate density lipoproteins" (IDL) verwendet. Durch weiteren Triglyzeridverlust (der durch die hepatische Triglyzeridlipase gesteuert wird und auch Austauschvorgänge mit den LDL und HDL einbezieht) entstehen schließlich die LDL. In der Kette VLDL - LDL ist das Apolipoprotein B100-Molekül konstant: ein Lipoproteinpartikel enthält jeweils 1 Apolipoprotein B 100-Molekül. Erhöhte Konzentrationen dieses Apolipoproteins im Plasma sind also bei Anhäufungen von VLDL-und/oder LDL-Partikeln möglich. Die LDL-Partikel werden über die spezifischen LDL-Rezeptoren in Körperzellen aufgenommen (siehe oben). Ein Teil davon gelangt in die Leber, aber auch die anderen Gewebe sind auf die Cholesterol-Lieferung durch die cholesterolreichen LDL eingestellt.

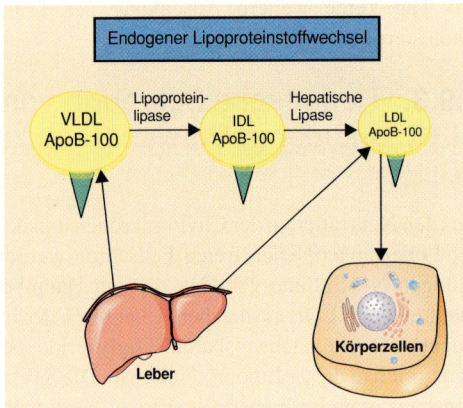

Abb. 2.5: Endogener Lipoproteinstoffwechsel.

Es sei noch hinzugefügt, daß die VLDL-Remnants zum Teil durch Zellmembranrezeptoren vor allem auf Leberzellen erkannt und aus dem Plasma direkt entfernt werden können.

2.9.4. Reverser Cholesterol-transport zur Leber - Rolle der HDL

Die sogenannten naszenten, hauptsächlich aus Apolipoproteinen und Phospolipiden bestehenden HDL-Partikel werden von der Leber und der Dünndarmmukosa gebildet. Im Plasma finden dann Austauschvorgänge insbesondere mit den triglyzeridreichen Lipoproteinen (VLDL, CM) statt. Dadurch kommt es zur Änderung der Komposition der HDL-Partikel.

Die HDL besitzen die Eigenschaft, den Cholesterol-Efflux aus Zellen zu stimulieren. Man vermutet HDL-Rezeptoren, die die Lipoproteine binden können und wohl auch das intrazelluläre freie Cholesterol an diese Partikel übergeben. Es folgt dann eine Veresterung auf der Oberfläche der HDL-Partikel unter Einbeziehung des Enzyms Lecithin: Cholesterol-Acyl-Transferase (LCAT). Die neu gebildeten Cholesterolester gelangen in den hydrophoben Kern der HDL. Das Cholesterolester-Transfer-Protein (CETP) entfernt schließlich die Cholesterolester von den HDL. Die Cholesterolester gelangen dadurch auf andere Lipoproteine (insbesondere die VLDL-Remnants) und auch in

die Leber. Die Gallensäuresynthese führt zur Elimination der Cholesterolester aus der Leber. Ein Großteil der Gallensäuren unterliegt einem enterohepatischen Kreislauf und wird der Leber wieder angeboten. Andererseits wird das der Leber angebotene Cholesterol in der VLDL-Synthese mit eingesetzt.

2.9.5. Freie Fettsäuren im Plasma

Die freien Fettsäuren im Plasma sind an Albumin gebunden. Sie stammen aus der intravasalen Lipolyse der triglyzeridreichen Lipoproteine sowie aus dem Fettgewebe.

Die freien Fettsäuren gelangen zur Leber und steuern damit die VLDL-Synthese, sie dienen der Muskulatur als Energielieferant, sie werden im Fettgewebe in Triglyzeride eingebaut.

Die Regulation des Fettsäureflusses erfolgt hormonell. Katecholamine und Glucagon erhöhen die Fettsäurefreisetzung aus dem Fettgewebe, Insulin bremst diesen Vorgang. Eine Insulinresistenz, wie sie beim Metabolischen Syndrom vorliegt, ist mit einem erhöhten Fluß der freien Fettsäuren aus dem intraabdominalen Fettgewebe zur Leber verbunden.

Atherogenese und Lipoproteine

3. Atherogenese und Lipoproteine

3.1. Atherosklerose - Einleitung und Definition

Arteriosklerotische Gefäßwandveränderungen und deren Folgen - periphere arterielle Verschlußkrankheit, Schlaganfall, Herzinfarkt und plötzlicher Herztod - gehören zu den häufigsten Krankheits- und Todesursachen in den Industrienationen der westlichen Welt. Jeder zweite Bundesbürger stirbt heute an einer Herz-Kreislauf-Erkrankung. Es handelt sich dabei um lokal auftretende Erkrankungen der Arterienwand, die mit einem Elastizitätsverlust, Fett-, Kalk- und Bindegewebs-Einlagerungen sowie einer Verdickung der Gefäßwand einhergehen. Für diese oft stenosierenden Veränderungen der Arterien wurde bereits zu Beginn unseres Jahrhunderts die Bezeichnung Atherosklerose (*griech.*: *atheroma,* Grützbeutel; *sklero,* hart) geprägt.

> Die Atherosklerose ist eine chronische Erkrankung, die morphologisch durch die lokale Ausbildung atherosklerotischer Läsionen (*Plaques*) und fibrotischer Verhärtungen sowie eine generalisierte Hypertrophie der arteriellen Gefäßwand gekennzeichnet ist.

Der Prozeß der *Atherogenese* beginnt bereits im frühesten Kindesalter und verläuft oftmals unbemerkt über Jahre bis Jahrzehnte. Davon betroffen sind vor allem die Gefäße des Koronarkreislaufs, die Aorta, die extra- und intrakraniellen Gefäße, die Gefäße der unteren Extremitäten und die Nierengefäße. Die fortschreitende, häufig schubweise Entwicklung der pathologischen Umbauvorgänge der Gefäßwand beginnt am Endothel und betrifft bald die ganze Intima und später auch die Media. Zu einer kritischen Einengung des Gefäßlumens und zu einem eingeschränkten Blutfluß, die sich klinisch z. B. als Angina pectoris, periphere Durchblutungsstörung oder Niereninsuffizienz manifestieren, kommt es aber meist erst in der zweiten Lebenshälfte.

Eingeleitet und begünstigt wird die Atherogenese durch ein breites Spektrum von Risikofaktoren, darunter Fettstoffwechselstörungen, insbesondere Hypercholesterolämie, sowie Hypertonie, Hyperglykämie (Diabetes mellitus), Adipositas, Hyper-

homocysteinämie und Rauchen, deren Bedeutung in zahlreichen, z. T. prospektiv angelegten klinisch-epidemiologischen Studien gesichert werden konnte. Tierexperimentelle Untersuchungen konnten ein direktes Eingreifen der meisten dieser Faktoren in das pathophysiologische Geschehen der Atheroskleroseentstehung belegen. Treten sie gemeinsam auf, potenzieren sie sich in ihrer Wirkung auf das Gefäßsystem bei einem gleichzeitigen drastischen Anstieg des Morbiditäts- und Mortalitätsrisikos. Darüber hinaus zeigen zellphysiologische und molekularbiologische Untersuchungen zweifelsfrei, daß Funktionsänderungen verschiedener Zellen, darunter Endothelzellen und glatte Muskelzellen der Gefäßwand, aber auch Monozyten/Makrophagen, Schaumzellen, Mastzellen, Lymphozyten und Thrombozyten sowie den von ihnen synthetisierten Zytokinen und Wachstumsfaktoren eine maßgebliche Bedeutung bei der Atheroskleroseentstehung zukommt. Die Gesamtheit der molekularen und zellulären Ursachen und Mechanismen der Atherogenese ist aber nur unvollständig aufgeklärt. In der Vergangenheit betonten die im Ansatz sehr verschiedenen, häufig konkurrierenden Hypothesen der Atheroskleroseentstehung die herausragende Bedeutung einzelner Risikofaktoren bzw. -konstellationen, wie z. B. die *Lipidhypothese* die Cholesterolkonzentrationen im Blut oder die "*Response to injury*"-Hypothese eine primäre Endothelverletzung. Aus heutiger Sicht lassen sich zwei Kernpunkte dieser früheren Hypothesen - modifizierte, cholesterolreiche Lipoproteine und lokale zelluläre Reaktion - mit den übrigen bekannten Risikofaktoren in einem neuen Konzept der multifaktoriellen Ätiologie der Atherosklerose vereinigen.

Es sollen im folgenden vor allem die zellulären Mechanismen der Pathogenese der Atherosklerose und die Zusammenhänge von Atherogenese und Lipoproteinstoffwechsel analysiert werden. Das Verständnis dieser Mechanismen und Zusammenhänge bietet die Grundlage für die nachfolgenden Besprechungen abgeleiteter präventiver Maßnahmen und therapeutischer Ansätze.

Verschiedene Hypothesen der Atherogenese

- Thrombogene Inkrustation (um 1845)
  Ausbildung vaskulärer Membranen, insbesondere durch Fibrin. Cholesterol-Granula in den Ablagerungen führen zu Plaques, die zu Rupturen neigen und weitere Fibrinauflagerungen induzieren

- Verletzungsreaktion (um 1856)
  Eine inflammatorische Verletzung mit nachfolgender zellulärer Proliferation führt zur Bildung von Plaques, in die Plasmalipide einwandern

- Lipidhypothese (um 1905)
  Modifizierte LDL und Remnant-Partikel werden von Monozyten/Makrophagen aufgenommen und wandeln diese in lipidüberladene Schaumzellen um. Diese Hypothese betont das Primat erhöhter Lipoproteinkonzentrationen im Blut

- *"Response to injury"*-Hypothese (um 1971)
  Monozyten/Makrophagen dringen an einer Endothelverletzung in den subendothelialen Raum vor und wandeln sich durch Aufnahme von modifizierten LDL zu Schaumzellen um. Gleichzeitig decken Thrombozyten die Läsion ab. Durch Freisetzung von Zytokinen werden weitere Monozyten angelockt und glatte Muskelzellen zur Proliferation und Kollagenbildung angeregt

- Monoklonale Hypothese (um 1972)
  Mutagene oder Viren induzieren die intraarteriellen Anhäufungen monoklonaler Muskelzellen

- Infektionshypothese (um 1900/um 1988)
  Chronische Infektionen durch Viren (z. B. Herpes- und Zytomegalie-Viren) oder obligat intrazelluläre Bakterien (z. B. Chlamydia pneumoniae) führen zum Befall von Makrophagen, Endothelzellen und glatten Muskelzellen und einer direkten Ausbreitung der Infektion in die Gefäßwand. Die Modifikation von LDL durch chlamydiale Lipopolysaccharide verstärkt die Atherogenität des Infektionsgeschehens

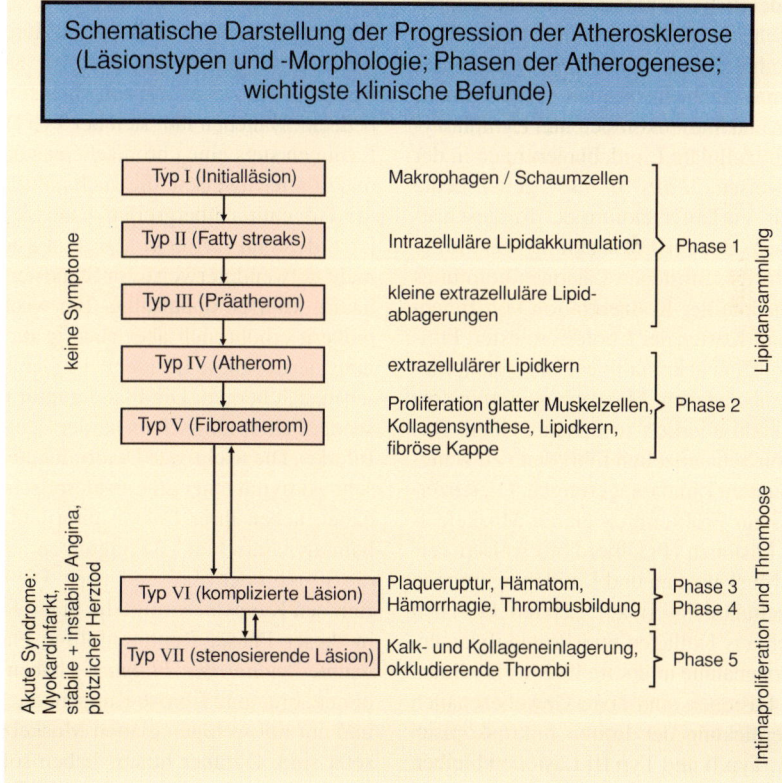

Abb. 3.1: Prozeß der progressiven Entwicklung atherosklerotischer Läsionen.

3.2. Entwicklung der Athero-sklerose - Verlauf der Gefäß-wandveränderungen

Das wichtigste morphologische Substrat der Athe-rosklerose ist die Entstehung von Läsionen in der arteriellen Gefäßwand. Der Prozeß der progressi-ven Entwicklung dieser Läsionen kann in fünf we-sentliche Phasen eingeteilt werden.

Die Phase 1 wird durch kleine Frühläsionen (Typ I bis Typ III) repräsentiert, die schon im Kindes- und Jugendalter auftreten können. Typ I Läsionen (Ini-tialläsionen) bestehen aus ersten Ansammlungen von Lipoproteinen (hauptsächlich cholesterolrei-che LDL oder ß-VLDL) sowie lipidbeladenen Ma-krophagen und Schaumzellen in der Intima. Typ I Läsionen sind praktisch nur mikroskopisch nach-weisbar und stets klinisch stumm. Die ersten ma-kroskopisch sichtbaren atherosklerotischen Läsio-nen sind die Typ II Läsionen. Diese werden auch "*Fatty Streaks*" (Fettstreifen) genannt. Sie er-scheinen als deutlich erkennbare gelbliche, linsen-förmige, bläschenartige Auflagerungen im und un-ter dem Endothel. Bei diesen "*Fatty Streaks*" las-sen sich erstmals auch eine erhöhte Anzahl glatter Muskelzellen und immunkompetenter Lymphozy-ten sowie extrazelluläre Lipidablagerungen in der Intima nachweisen. "*Fatty Streaks*" gelten heute gemeinhin als Vorläuferstadium der fortgeschrit-tenen Läsionen. Bei der Entwicklung von "*Fatty Streaks*" zu fortgeschrittenen Läsionen kommt es zu einer Zunahme der Konzentration von freiem Cholesterol auf Kosten der Cholesterolester. Frei-es Cholesterol kann in kristalliner Form präzipitie-ren. Die lipidbeladenen Makrophagen transfor-mieren nun kontinuierlich zu Schaumzellen. Das Absterben von Schaumzellen führt dann zu weite-ren extrazellulären Lipidablagerungen. Gleichzei-tig kommt es zur Proliferation glatter Muskelzel-len. Typ III Läsionen (Präatherome) weisen ver-stärkt glatte Muskelzellen und Lipidablagerungen sowie extrazelluläre Fasern auf. Letztere bestehen hauptsächlich aus Kollagen und Proteoglykanen, welche die sogenannte interstitielle Matrix bilden. Bei Typ III Läsionen sind erste Gewebeschäden und eine Verdickung der Intima mikroskopisch nachweisbar. Typ II und Typ III Läsionen bleiben oft klinisch stumm und sind überwiegend regres-sionsfähig.

Die Phase 2 der Gefäßveränderungen wird vor al-lem durch Atherome (Typ IV) und Fibroatherome (Typ V) repräsentiert. Diese fortgeschrittenen Lä-sionen (Plaques) weisen einen weiter erhöhten Ge-halt an Lipidablagerungen auf, die durch Ver-schmelzen einen Lipidkern bilden können.

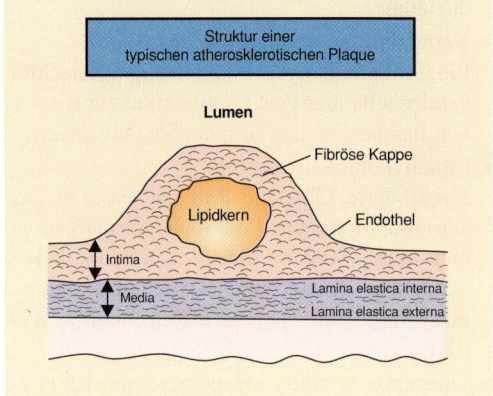

Abb. 3.2: Schematische Abbildung des prinzipiellen Aufbaus einer fortgeschrittenen Läsion.

Dieser wird bei Fibroatheromen durch das Über-wachsen mit glatten Muskelzellen, Kollagen- und Elastinfasern zusätzlich von einer fibrösen Kappe bedeckt. Daneben läßt sich bei Typ IV und Typ V Läsionen stets eine chronische entzündliche Zell-reaktion nachweisen, die auch auf die Media und die Adventitia übergreifen kann. Die Intima ist jetzt deutlich verdickt. Diese Läsionen führen nicht notwendigerweise zur Stenosierung und sind häufig klinisch unauffällig. Bei wachsendem Li-pidkern erhöht sich aber ständig die Wandspan-nung, so daß diese Läsionen die Gefahr einer Rup-tur in sich bergen. Die Plaqueruptur ist ein auslö-sender Faktor klinisch instabiler Situationen (z. B. Infarkt). Die wichtigste Determinante für die klini-sche Aktivität einer atherosklerotischen Läsion ist dabei, neben ihrer Lokalisation und den lokalen hämodynamischen Bedingungen, insbesondere die Struktur der fibrösen Kappe. Die Integrität der fibrösen Kappe bestimmt die Stabilität der Plaque in dieser Phase. Ruptur anfällige Plaques (soge-nannte "*vulnerable Plaques*") haben gewöhnlich dünne, brüchige fibröse Kappen, die kollagenarm und nur mit wenigen glatten Muskelzellen durch-setzt sind. Darüber hinaus haben solche Plaques meist einen besonders großen Lipidkern. Bei die-sen Plaques bleibt das Gefäßlumen häufig gut erhalten, da sie anfangs nach außen wachsen. Jüngere Untersuchungen haben gezeigt, daß sich mehr als 70 % der Infarkte auf die Ruptur instabiler Plaques zurückführen lassen. Weniger anfällige, sogenannte stabile Plaques weisen eher dickere, kollagenreiche fibröse Kappen auf, die durch viele glatte Muskelzellen stabilisiert sind. Stabile Plaques führen häufiger zu einer angiographisch nachweisbaren Lumeneinengung als rupturanfällige Plaques. In jüngster Zeit konnten verschiedene biochemische Faktoren, z. B. Matrix-Metalloproteinasen (MMP), dazu zählen Kollagenasen, Gelatinasen und Stromelysine, gewebsspezifische Inhibitoren der MMP (TIMP; "*Tissue Inhibitors of Metalloproteinases*") sowie Zytokine und Wachstumsfaktoren identifiziert werden, die durch ihr direktes Einwirken auf die fibröse Kappe eine Plaque für eine Ruptur prädisponieren können. Statine beeinflussen nicht nur die Cholesterolbiosynthese, sondern wirken auch auf diese plaquedestabilisierenden Mechanismen ein. Diskutiert wird dabei die Hemmung der MMP bzw. die Aktivierung der TIMP durch Statine, die letztendlich zu einer Plaquestabilisierung führen.

Die Phase 2 kann direkt in die akuten Phasen 3 oder 4 übergehen. Die Phase 3 ist überwiegend durch akute, komplizierte Läsionen (Typ VI) gekennzeichnet, wie sie nach der Ruptur oder Fissur eines Atheroms oder eines Fibroatheroms entstehen. Durch die Plaquefissur kommt es zur Einblutung in die Plaque. Infolge des Kontakts des Lipidkerns mit dem Blutkompartiment kommt es hier oftmals zur Bildung eines Thrombus. In Abhängigkeit von der Geometrie der betroffenen Plaque und der strukturellen Entwicklung und Stabilisierung des Thrombus durch die fibröse, extrazelluläre Matrix kommt es aber nicht zwangsläufig zu einem vollständigen Gefäßverschluß. Vielmehr entwickeln sich (Phase 5) stenosierende Läsionen (Typ VII), die hauptsächlich aus Kalk und Kollagen bestehen. Die dadurch bedingte Minderdurchblutung imponiert klinisch als Angina pectoris oder Claudicatio intermittens. Diese Läsionen können sich aber zu einem vollständigen Gefäßverschluß auswachsen. Eine im Vorfeld dieses Gefäßverschlusses länger bestehende Stenosierung und Ischämie kann die Bildung protektiver Kollateralgefäße befördern, die zu einer geringeren klinischen Auffälligkeit des finalen Gefäßverschlusses führen können. Anders als bei Phase 3 kann in Phase 4 eine Typ VI

Läsion durch Bildung eines okkludierenden Thrombus sofort zum vollständigen Gefäßverschluß führen, der sich klinisch z.B. als Myokardinfarkt, instabile Angina pectoris oder plötzlicher Herztod manifestieren kann. Werden solche Thromben nicht physiologisch oder pharmakologisch lysiert, entwickeln sie sich weiter zu Typ VII Läsionen.

3.3. Atherosklerose und Lipoproteine

Die engen Beziehungen zwischen Lipiden bzw. Lipoproteinen und der Atherosklerose wurden bereits im 19. Jahrhundert erkannt. Im Jahr 1850 wurde erstmalig das Vorkommen von Cholesterol in atherosklerotischen Plaques beschrieben. Später gelang der Nachweis, daß der Gehalt von Cholesterol und Cholesterolestern, den beiden wichtigsten Lipidbestandteilen atherosklerotischer Arterien, in diesen um ein Vielfaches gegenüber gesunden Gefäßen angestiegen ist. Durch Fütterungsversuche, z. B. die Beimengung von Butter, Eidotter oder reinem Cholesterol zur ansonsten rein pflanzlichen Kost, konnte zu Beginn unseres Jahrhunderts bei Kaninchen, neben einer Hypercholesterolämie, auch eine Atherosklerose erzeugt werden. Solche Fütterungsversuche führten in der Folgezeit auch bei Vögeln, Hunden und Primaten zu gleichen Ergebnissen. Nach weiteren Untersuchungen kamen schließlich russische Pathologen zu dem Schluß, daß Cholesterol für die Entstehung einer Atherosklerose essentiell ist, womit der Grundstein für die Lipidhypothese (auch Lipidinfiltrationshypothese) der Atherogenese gelegt wurde. Diese geht heute im wesentlichen davon aus, daß ein erhöhter Einstrom, die intra- und extrazelluläre Anhäufung sowie der verminderte Abtransport von atherogenen Lipoproteinen, insbesondere von LDL und ß-VLDL, aus der Arterienwand und/oder ein Mangel an vasoprotektiven, antiatherogenen Lipoproteinen (HDL) ursächlich mit der Inzidenz und Progression arteriosklerotischer Gefäßerkrankungen verbunden sind.

Das Cholesterol wird im Blut hauptsächlich durch die Apolipoprotein B-haltigen LDL und Remnant-Partikel (Restpartikel) der triglyzeridreichen Lipoproteine (IDL, ß-VLDL), sowie die Apolipoprotein A-I-haltigen HDL transportiert. Die atherogenen Apolipoprotein-B-haltigen Lipoproteinparti-

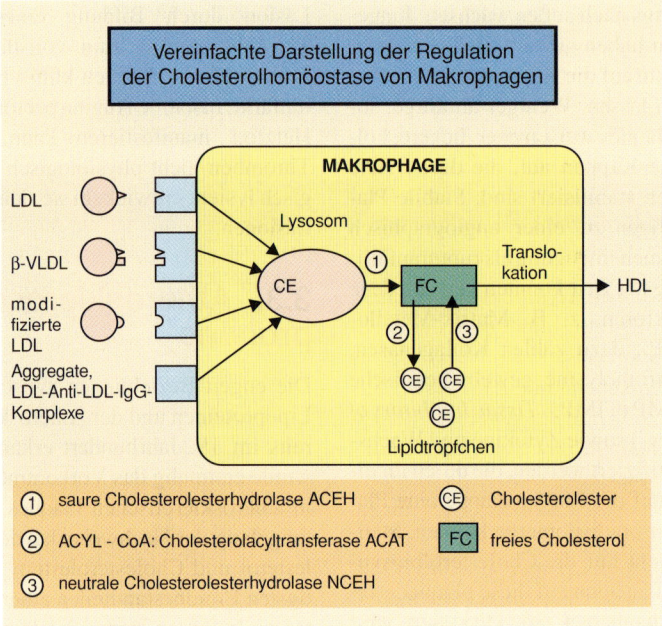

Abb. 3.3: Cholesterolhomöostase in Zellen, z. B. Makrophagen.

kel sind reich an Cholesterolestern und tragen mit ca. 60-70 % den Hauptanteil des Gesamtcholesterols. Durch die Ablagerung von Cholesterol in den Makrophagen, den glatten Muskelzellen bzw. der Matrix der Gefäßwand tragen sie zum Wachstum der atherosklerotischen Läsionen bei. Demgegenüber steht die antiatherogene Wirkung der HDL, die insbesondere durch den reversen Cholesteroltransport, d. h. die Entfernung überschüssigen Cholesterols aus den peripheren Geweben gekennzeichnet ist. Eine Vielzahl von klinischen und epidemiologischen Studien konnte die enge Beziehung von Nahrungs-Cholesterol, LDL-Cholesterol-Konzentrationen im Blut und dem Gehalt an LDL bzw. ß-VLDL in der Intima zum einen sowie die enge Proportionalität von Cholesterol-Konzentrationen im Blut und z. B. dem Infarktrisiko zum anderen eindrucksvoll bestätigen. Weitere Untersuchungen konnten belegen, daß eine Reduzierung der Nahrungslipide bzw. eine pharmakologische Lipoproteinmodifikation zur Rückbildung der Atherosklerose führt und die atherosklerosebedingte Mortalität senkt. Auf der anderen Seite sind HDL-Cholesterol-Konzentrationen invers mit der Inzidenz von Gefäßerkrankungen korreliert. Heute besteht kein Zweifel mehr, daß insbesondere die LDL bei der Entstehung der Atherosklerose eine Schlüsselrolle einnehmen und daß

durch eine konsequente Senkung des Gesamtcholesterols bzw. der LDL-Plasmaspiegel sowie einen ausreichenden Schutz der LDL vor Oxidation ihre Atherogenität deutlich gesenkt werden kann.

Wie kommt es zur Anhäufung von LDL in der Gefäßwand? Um Lipoproteine aus dem Blut in Zellen, z. B. Makrophagen, aufzunehmen, werden spezifische Erkennungsstrukturen (Rezeptoren) auf der Zelloberfläche benötigt, die ihre korrespondierenden Bindungsmoleküle (Liganden) erkennen. Der LDL-Aufnahmemechanismus in die Zellen verschiedener Gewebe wurde durch Brown und Goldstein aufgeklärt. Diese identifizierten den LDL-Rezeptor (Apo-B/E-Rezeptor) als wichtigstes Bindeglied zwischen dem intravasalen Transport von Cholesterol und dessen intrazellulärer Verstoffwechselung. Sie konnten zeigen, daß LDL-Partikel nach Bindung an diesen Rezeptor, der in fast allen Körperzellen vorkommt, über Endozytose in die Zellen aufgenommen werden. Nach der Endozytose gelangen die LDL in die Lysosomen, wo ihr Proteinanteil zu Aminosäuren abgebaut und die Cholesterolester zu freiem Cholesterol und Fettsäuren hydrolysiert werden. Nach Translokation des Cholesterols in das Zytosol steht es dem Zellstoffwechsel, z.B. der Steroidhormonbiosynthese in der Nebennierenrinde und den Ovarien, der Gallensäureproduktion in der Leber oder aber der Integration in die Zellmembranen aller Zellen zur Verfügung. Überschüssiges Cholesterol wird im Zytosol verestert und als Cholesterolester gespeichert oder in Form von freiem Cholesterol von HDL aufgenommen. HDL kann nach Bindung an spezifische Rezeptoren freies Cholesterol mobilisieren und anschließend zurück zur Leber transportieren.

Das ursprüngliche Postulat von einem erhöhtem LDL-Spiegel als primärem Hauptfaktor der Atherosklerose ging davon aus, daß überschüssiges LDL spontan in den subendothelialen Raum diffundiert, sich dort anreichert und dann von Makrophagen aufgenommen wird. Die übermäßige Akkumulation von Cholesterol in diesen Zellen führt zu deren Transformation zu den sogenannten Schaumzellen. Die Bezeichnung dieser Zellen leitet sich aus dem histologischen Phänomen ab, daß Makrophagen, die große Mengen an Lipiden, insbesondere Cholesterolester gespeichert haben, nach der üblichen Gewebeextraktion mit Lösungsmitteln wabenartig verändert erscheinen, da sich die gespeicherten Lipide bei der histologischen Aufarbeitung herauslösen.

Der LDL-Rezeptor kann aber paradoxerweise nicht für diesen initialen Prozeß verantwortlich sein. Ebenfalls schon Brown und Goldstein konnten nachweisen, daß spezifische Regelmechanismen einen konstanten Cholesterolgehalt in der Zelle aufrechterhalten. Dazu greift das aus den LDL-Partikeln in den Lysosomen freigesetzte exogene Cholesterol an mindestens drei Stellen in den Zellstoffwechsel ein:

• durch Hemmung der Hydroxymethylglutaryl-CoA-Reduktase (HMG-CoA-Reduktase), einem Schlüsselenzym der Cholesterolbiosynthese

• durch Aktivierung der Acyl-CoA:Cholesterolacyltransferase (ACAT), einem Enzym, daß der zytoplasmatischen Cholesterolspeicherung dient und

• durch Hemmung der LDL-Rezeptorsynthese und -expression

Durch diese Steuerung, d.h. die Einstellung der zelleigenen Cholesterolbiosynthese und die Regulation der LDL-Rezeptordichte auf der Zelloberfläche wird sichergestellt, daß die Zelle nur soviel Cholesterol enthält bzw. aufnimmt, wie sie tat-

sächlich benötigt. Darüber hinaus haben *in vitro* Versuche gezeigt, daß native LDL selbst bei extremen Konzentrationen im Blut nicht in der Lage sind, bei Makrophagen eine Lipidakkumulation und die Transformation der Makrophagen zu Schaumzellen hervorzurufen. Normale Monozyten und die aus diesen abgeleiteten Gewebsmakrophagen exprimieren nur eine geringe Anzahl von LDL-Rezeptoren, die darüber hinaus in Gegenwart hoher LDL-Konzentrationen der oben beschriebenen negativen Feedback-Regulation unterliegen. Auch konnte nur eine geringe Expression von LDL-Rezeptoren in Regionen atherosklerotischer Läsionen, die mit Schaumzellen angereichert waren, nachgewiesen werden.

Da erhöhte LDL-Plasmaspiegel *in vivo* aber ohne Zweifel zur Bildung von Schaumzellen führen, wurde postuliert, daß eine postsekretorische, chemische Modifikation von LDL diese derart verändert, daß sie von Makrophagen aufgenommen werden können und den Prozeß der Schaumzellbildung einleiten. Außerdem wurde frühzeitig die Existenz eines Rezeptors für derart modifizierte LDL angenommen. Dieser wurde schließlich durch seine Fähigkeit, acetyliertes LDL (acLDL) aufzunehmen, entdeckt und als acLDL-Rezeptor bzw. in der Folgezeit als Scavenger-(Aasfresser)-Rezeptor (heute Makrophagen-Scavenger-Rezeptor Typ I; MSR Typ I) bezeichnet. Dieser Rezeptor existiert hauptsächlich auf Monozyten, Makrophagen, Kupffer-Zellen und Endothelzellen. Er weist ein sehr breites Ligandenspektrum auf und wird nicht über ein negatives Feedback reguliert. Er gestattet somit den praktisch ungehinderten Cholesteroleinstrom in diese Zellen und deren Transformation zu Schaumzellen.

3.4. Schlüsselrolle der modifizierten Lipoproteine bei der Atherogenese

Da die Acetylierung von LDL *in vivo* keine Bedeutung besitzt, wurde nach pathophysiologisch relevanten Modifizierungen von LDL gesucht. Im Jahr 1981 berichtete Steinberg erstmals, daß oxidativ verändertes LDL durch Scavengerrezeptoren erkannt und internalisiert wird sowie eine Schaumzellbildung induziert. Die folgenden Betrachtungen fokussieren hauptsächlich auf die oxidative Modifikation der LDL (oxLDL) durch *Lipidper-*

oxidation, der derzeit die wohl größte Bedeutung bei der Atherogenese zugemessen wird. Darüber hinaus gibt es aber eine Vielzahl weiterer potentieller, im chemischen Sinne ebenfalls oxidativer Modifikationsprozesse von Lipoproteinen, die basierend auf der chemischen Natur des modifizierenden Agens näher gekennzeichnet werden. Dazu zählt z. B. die nichtenzymatische Glykosylierung der LDL (Glykatierung) bzw. auch Glykoxidation, insbesondere bei Diabetes mellitus, oder die enzymatische Lipoprotein-Aggregation durch verschiedene Proteasen und die Sphingomyelinase.

Was sind oxidierte Lipoproteine? Die chemischen Ereignisse der Lipoproteinoxidation sind sehr komplex. Sie können durch Interaktion von LDL mit oxidativ wirksamen Agentien in zellfreiem Medium, aber auch direkt durch Kontakt der LDL mit Gefäßwandzellen initiiert werden. Insbesondere der Kontakt von LDL mit Endothelzellen und gewebsständigen Makrophagen setzt dabei sehr frühe Modifikationsreaktionen in Gang, in deren Folge sogenannte minimal-modifizierte LDL (mmLDL) entstehen. Die biochemische Natur dieser sehr frühen Phase der Lipoproteinmodifikation wird später noch näher betrachtet.

Die eigentliche oxidative Veränderung von Lipoproteinen beginnt nach der heute gültigen Auffassung mit der Peroxidation ihrer mehrfach ungesättigten Fettsäuren (z. B. Linolsäure, Linolensäure und Arachidonsäure) durch Sauerstoff-Radikale bzw. nicht-radikalische reaktive Sauerstoffspezies. Solche reaktiven Sauerstoffspezies, wie z. B. Singulett-Sauerstoff ($^{\bullet}O_2$), das Superoxidradikalanion ($^{\bullet}O_2^-$), das Hydroxylradikal ($^{\bullet}OH$), das Wasserstoffperoxid (H_2O_2) oder das Oxynitritanion ($ONOO^-$), entstehen kontinuierlich durch eine Reihe biologischer Reaktionen und initiieren die Lipidperoxidation. Die einfachsten Systeme, die reaktive Sauerstoffspezies erzeugen, sind lösliche Zellbestandteile, die bei Autooxidationsvorgängen Sauerstoff aktivieren. In diese Gruppe gehören u. a. Hydrochinone, Flavine, Thiole, Metallionen und Hämproteine. Verschiedene lösliche und membrangebundene Enzyme setzen reaktive Sauerstoffspezies im Rahmen ihrer katalytischen Funktion frei. Zu ihnen zählen z. B. verschiedene Oxidasen, die flavin- und Cytochrom-P450-abhängigen Monooxygenasen, die NADPH-abhängigen Cytochromreduktasen sowie der Ubichinon-Cytochrom-b-Komplex des mitochondrialen Elektronentransportsystems. Daneben kommt es zur Mitwirkung eines breiten Spektrums von Enzymen und Cofaktoren, die in einer prosthetischen Gruppe Übergangsmetallionen mit einem geeigneten Redoxpotential (z. B. Kupfer (Cu^{2+}) und Eisen (Fe^{2+})) enthalten. So führt die Reaktion von $^{\bullet}O_2^-$ mit Eisen zur Bildung von Perferryl-Komplexen (Fe^{2+}-O_2, Fe^{3+}-$^{\bullet}O_2^-$), die ebenfalls für die Initiierung der Lipidperoxidation verantwortlich gemacht werden. Die Bildung von Sauerstoffradikalen und anderen reaktiven Sauerstoffspezies wird durch das Vorhandensein einer Reihe physiologischer antioxidativer Schutzmechanismen kontrolliert. Unter bestimmten Bedingungen kann die Bildungsrate reaktiver Sauerstoffspezies die Kapazität antioxidativer Systeme übersteigen (Oxidationsdruck), so daß zelluläre Strukturen oder Moleküle der zellulären Mikroumgebung einschließlich der Lipoproteine oxidativ zerstört werden. Zu den antioxidativ wirksamen Schutzsystemen zählen verschiedene Enzyme, darunter Superoxiddismutasen, Peroxidasen und Katalase sowie die Radikalfänger α-Tocopherol (Vitamin E), Ascorbat (Vitamin C), Glutathion, ß-Carotin (Vitamin A) und Harnsäure. Können diese dem Oxidationsdruck nicht mehr standhalten, tritt oxidativer Stress auf. Abgesehen von seiner Bedeutung bei biologischen Prozessen, wie den Alterungsvorgängen und den Entzündungsreaktionen, wird dem oxidativen Stress eine wichtige Rolle bei der Atherogenese, bei der Pathogenese der Tumorpromotion, der akuten Pankreatitis und dem Postischämiesyndrom zugeschrieben.

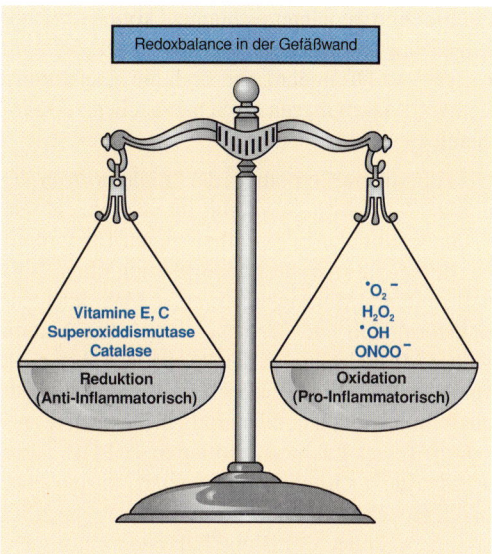

Abb. 3.4: Redoxbalance in der Gefäßwand.

In der ersten Phase des Lipidperoxidations-Prozesses (Startreaktion) kommt es zum Angriff einer reaktiven Sauerstoffspezies auf eine Doppelbindung einer Fettsäure. Mehrfach ungesättigte Fettsäuren besitzen isolierte Doppelbindungen. Die allylische C-H-Bindung ist dabei besonders oxidationslabil. Daher können die entsprechenden Wasserstoffatome durch Reaktion mit Radikalen leicht abgespalten (abstrahiert) werden, wobei ein Lipidalkylradikal gebildet wird. Nach intramolekularer Umlagerung bleiben Fettsäureradikale mit sogenannten konjugierten Doppelbindungen (konjugierte Diene und Triene) zurück. Nach Reaktion dieser Fettsäureradikale mit molekularem Sauerstoff entstehen Peroxylradikale, die von benachbarten Fettsäuren erneut H-Atome abstrahieren können. Dabei entstehen semistabile Hydroperoxide sowie neue Fettsäureradikale, so daß der Reaktionsablauf aufrechterhalten wird (Kettenreaktion). Wie bereits beschrieben, spielen Übergangsmetallionen eine bedeutende Rolle bei der Initiation der Lipidperoxidation. Sie können aber auch mit den semistabilen Lipidhydroperoxyden reagieren, wobei weitere sekundäre Radikale entstehen. Das Ergebnis einer Vielzahl dieser Reaktionen ist der dramatische Anstieg der Zahl der Hydroperoxide und der freien Radikale, die als Reaktionspartner zur Verfügung stehen. Die verschiedenen radikalischen Spezies reagieren dann miteinander und verlieren im Zuge dieser Reaktionen

ihren radikalischen Charakter (Kettenabbruchreaktion).

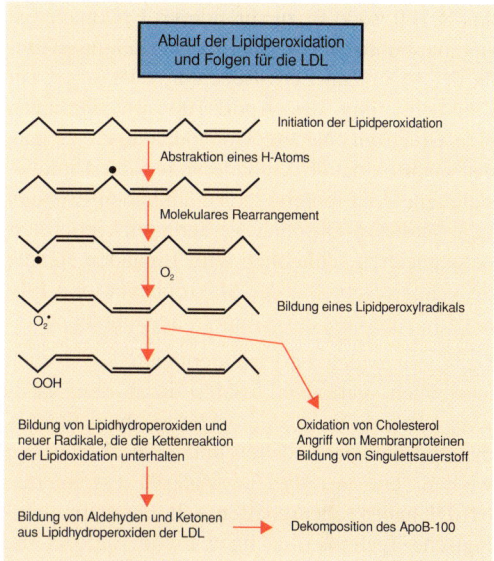

Abb. 3.5: Lipidperoxidation.

Peroxylradikale können auch andere Lipide, z. B. Cholesterol oxidieren (Bildung von Oxysterolen), Membranproteine angreifen oder durch Reaktionen untereinander als neue Quelle für Singulett-Sauerstoff dienen. Auf der anderen Seite kommt es zur Dekomposition bzw. Fragmentierung der beteiligten Hydroperoxide und zur Bildung einer Vielzahl reaktiver Aldehyde und Ketone, z. B. Malondialdehyd (MDA) oder 4-Hydroxynonenal. Diese Carbonylverbindungen sind wesentliche Reaktanden der nachfolgenden Oxidationsprozesse. So reagieren sie kovalent unter Bildung sogenannter *Schiffscher Basen* mit den ε-Aminogruppen der Lysinreste des Apolipoproteins B-100 (ApoB-100). Daneben können solche reaktiven Aldehyde auch mit anderen Aminosäureresten des ApoB-100 (z. B. Arginin, Histidin, Prolin und Cystein) interagieren. Im Falle der bifunktionellen Aldehyde kann es zur Bildung von intermolekularen Brücken (Protein- bzw. Lipoproteinaggregation) kommen. Unter diabetischen (hyperglykämischen) Stoffwechselbedingungen werden diese Reaktionen durch die Beteiligung der Aldehyd- und Ketogruppen reduzierender Zucker noch verstärkt. Diesen Prozeß nennt man Glykoxidation. Dabei entstehen in einer Reihe von Folgereaktionen sogenannte AGE-Produkte (*"Advanced Gly-cation Endproducts"*). All diese Derivatisierungen führen letztendlich zur drastischen Änderung von strukturellen und funktionellen Eigenschaften des ApoB-100, so z. B. zu veränderter Epitopexpression, verbunden mit verminderter Bindungsaffinität der LDL zum LDL-Rezeptor, oder sogar zur Fragmentierung des ApoB-100 mit ähnlichen Konsequenzen. Neuere Untersuchungen zeigen, daß auch oxidative Veränderungen der Lipidbestandteile der Lipoproteine zu ähnlichen Effekten führen können. Die derart veränderten Lipoproteine avancieren schließlich zum Liganden für die Scavengerrezeptoren der Makrophagen und führen zu deren Transformation in Schaumzellen.

Daß diese oxidativen Veränderungen *in vivo* auch tatsächlich stattfinden, konnte durch den Nachweis von oxLDL in atherosklerotischem Plaquematerial bei Tiermodellen und Menschen belegt werden. Die aus diesem Material extrahierten oxLDL haben Eigenschaften, z. B. durch immunologische Techniken nachgewiesene Epitope, die auch bei *in vitro* oxidierten LDL auftreten. Dagegen scheint gesundes arterielles Gewebe kein oxLDL zu enthalten. Desweiteren zeichnen sich z. B. die LDL hypercholesterolämischer oder diabetischer Patienten im Vergleich zu LDL aus gesunden Vergleichspersonen durch eine erhöhte Oxidierbarkeit, d.h. ein vermindertes antioxidatives Potential aus. Tierexperimentelle und klinische Studien konnten auch zeigen, daß durch die Behandlung mit Antioxidantien (z. B. Probucol) die Bildung früher atherosklerotischer Läsionen inhibiert werden kann. Darüber hinaus konnte das Vorhandensein von Autoantikörpern gegen oxLDL und glykatierte LDL in Plaquematerial und Serum *in vivo* nachgewiesen werden.

Der pathophysiologische Mechanismus der Schaumzellbildung durch ß-VLDL ist gegenüber den oxLDL dagegen weniger gut aufgeklärt. Die ß-VLDL gehören zu den Remnant-Partikeln und sind Stoffwechselprodukte einer inkompletten lipolytischen Umwandlung triglyzeridreicher Lipoproteine. Sie werden als sehr atherogene Lipoproteine eingeschätzt. Dies basiert vor allem auf Untersuchungen der atherogenen *Remnant-Erkrankung* (Typ-III-Hyperlipoproteinämie) und auf Fütterungsversuchen mit Kaninchen und Hunden, die auf Cholesterolfütterung mit hohen Remnant-Spiegeln und massiver Atherosklerose reagieren.

Zellbiologische Untersuchungen konnten bisher zeigen, daß sowohl modifizierte ß-VLDL, als auch native ß-VLDL in der Lage sind, die Transformation von Makrophagen zu Schaumzellen zu induzieren.

Die kombinierte Hypothese der *"Lipidinfiltration"* und der *"Lipidoxidation"* mit ihrem Konzept von einer Ansammlung von atherogenen Lipoproteinen in der Intima, ihrer Modifikation, ihrer Aufnahme durch Makrophagen, einer Makrophagentransformation und der sekundären Proliferation glatter Muskelzellen in der Intima läßt aber noch verschiedene Fragen offen. So ist die Menge der aus humanem Plaquematerial, insbesondere aus sehr frischen Läsionen isolierten oxLDL meist sehr gering. Es ist auch nicht geklärt, warum atherosklerotische Läsionen gehäuft nur an ganz bestimmten Stellen des Blutgefäßsystems auftreten. So sind hauptsächlich die Gefäßabgänge der Aorta oder die Verzweigungsstellen der Karotiden betroffen. Es kommt vor, daß bei einzelnen Patienten nur die Aorta abdominalis, bei anderen Patienten jedoch ausschließlich die Koronarien betroffen sind. Bei extrem starken Rauchern sind oft nur die Beckenarterien befallen. Auf der anderen Seite sind trotz vergleichbarer Blutdruckwerte, Cholesterol- oder Blutzuckerspiegel wie in den betroffenen Gefäßgebieten die distalen Armarterien und das Venensystem praktisch immer atherosklerosefrei. Obwohl LDL ohne Zweifel in allen Phasen der Atheroseentstehung in der Arterienwand präsent sind, läßt sich aufgrund der Komplexität der Interaktionen zwischen LDL, oxidativ wirkenden Agentien, Enzymen, Wachstumsfaktoren und Zellen, die Frage nach einer kausalen Beziehung zwischen oxLDL und dem Beginn der Atherogenese so also nicht beantworten.

3.5. Atherosklerose - Antwort der Arterienwand auf eine chronische Verletzung

Eine mögliche Erklärung dieser Widersprüche bietet die *"Response to injury"*-Hypothese. Diese betrachtet die Atherogenese als eine überschießende Reaktion der arteriellen Gefäßwand auf chronische Stressoren, die zu einer primären Endothel- und Intimaschädigung führen.

In den letzten Jahren hat sich gezeigt, daß dem Gefäßendothel eine wichtige Rolle bei der Atherogenese zukommt. Das Endothel ist die einlagige Auskleidung der Gefäßinnenwände bzw. die lumenseitige Zellschicht der Intima. Mit seinen ca. 6×10^{13} Zellen bedeckt es eine Oberfläche von 700-1000 m^2 und besitzt eine Masse von annähernd 2 kg. Das Endothel garantiert den ungehinderten Blutfluß und stellt eine mechanische Barriere gegen das Eindringen von Blutbestandteilen in den subendothelialen Raum dar. Darüber hinaus produzieren Endothelzellen verschiedene Substanzen, die zum einen den mechanischen Endothelzellschutz verstärken können, zum anderen aber auch die Gefäßfunktion in vielfältiger Weise beeinflussen können. Außerdem bilden Endothelzellen die Basalmembran des Bindegewebes, dem sie aufgelagert sind. Die *"Response to injury"*-Hypothese in ihrer heutigen Form geht davon aus, daß bereits geringfügige Störungen des arteriellen Blutflusses, wie sie z. B. in der Nähe von Gefäßbiegungen bzw. -verzweigungen auftreten können, durch lokal wirksame Scherkräfte zu Schädigungen im Sinne funktioneller sowie minimaler morphologischer Veränderungen des Endotheliums führen. Bluthochdruck, Hypoxie sowie verschiedene andere Risikofaktoren wie Hypercholesterolämie, Hyperhomocysteinämie, AGE-Produkte (bei Diabetes mellitus), chemische Noxen (z. B. im Tabakrauch), vasoaktive Amine, Immunkomplexe und Infektionen potenzieren das Risiko einer Endothelschädigung bzw. -dysfunktion. Die Untersuchung der frühesten molekularen und zellulären Ereignisse, die eine solche Endothelschädigung begleiten, zeigt dann das klassische Bild einer Entzündungsreaktion. An den "Endothel-Schadstellen" kommt es initial zur Akkumulation von Monozyten (Makrophagen) und zum verstärkten Einstrom von Lipiden in die Gefäßwand. Der Prozeß des Eintritts, der Anhäufung und des metabolischen Schicksals der Monozyten und Lipide kann dabei in mehrere Phasen eingeteilt werden. Zu Beginn dringen LDL oder ß-VLDL in Abhängigkeit von ihrer Konzentration im Blut an den Stellen des vorgeschädigten Endothels in die Gefäßwand ein. Eine normale zelluläre Verarbeitung des Cholesterols, die im wesentlichen aus der Hydrolyse von Cholesterolestern, dem Transfer des freien Cholesterols auf HDL und der Entfernung aus dem Gewebe besteht, kommt bei einem drastischen LDL-Überangebot aber schnell ins Hintertreffen, so daß die LDL in der Arterienwand reti-

nieren können. Durch einen engen Kontakt zu den Zellen innerhalb der Gefäßwand, hauptsächlich aber zu den Endothelzellen und Makrophagen, beginnt die Frühphase der oxidativen Veränderung der LDL, in deren Folge diese zu mmLDL verändert werden. Dabei kommt es durch die Wirkung verschiedener Enzyme (z.B. Hydrolasen und Lipoxygenasen) zur Bildung bioaktiver Lipide, die sich hauptsächlich von modifizierten Phospholipiden, z. B. Lysolecithinen oder *"Platelet activating factor"*-(PAF)-ähnlichen Substanzen ableiten. *In vitro*-Untersuchungen konnten zeigen, daß das Ausmaß und die Geschwindigkeit dieser ersten Modifikation stark vom sogenannten antioxidativen Potential der LDL, d. h. ihrer Beladung mit Antioxidantien (z. B. Vitamin E) abhängig ist. Bioaktive Lipide können ihrerseits direkt mit den verschiedenen Zellen der Gefäßwand interagieren und u. a. die Bildung von chemotaktischen Faktoren und Adhäsionsmolekülen durch Endothelzellen stimulieren, z. B. P-Selectin und VCAM-1 (*"Vascular Cell Adhesion Molecule-1"*). Die verstärkte Adhäsion von Monozyten und Makrophagen sowie T-Lymphozyten an Endothelzellen ist die früheste faßbare zelluläre Reaktion der Atherogenese. Normalerweise kommt es in gesunden Gefäßen nicht zur Monozytenadhäsion. Erst die induzierte Expression der speziellen Adhäsionsmoleküle auf der Endothelzelloberfläche setzt diesen Prozeß in Gang. Diese Adhäsionsmoleküle stellen verschiedene spezifische Glykoproteine dar, die wiederum spezifische Glykoproteine auf der Zelloberfläche von Monozyten und Lymphozyten erkennen können. Auf der Endothelzelloberfläche sind dies neben

- P-Selectin und
- VCAM-1
- die Proteine ICAM-1 und -2 (*"Intercellular Adhesion Molecule-1/-2"*)
- ELAM-1 (*"Endothelial Leukocyte Adhesion Molecule-1"*) und
- E-Selektin, während auf der Leukozytenoberfläche vor allem L-Selectin und verschiedene Integrine eine herausragende Rolle spielen

Die Expression dieser Proteine wird durch intrazelluläre Transkriptionsfaktoren wie NFκB (*"Nuclear Factor kappa B"*) aktiviert. NFκB wird direkt durch mmLDL und oxLDL bzw. durch freie Sauerstoffradikale aktiviert. Inzwischen sind auch verschiedene andere Faktoren identifiziert worden, die zu einer Endothelaktivierung mit verstärkter Expression von Adhäsionsmolekülen auf der Zelloberfläche führen. Dazu zählen

- Lipopolysaccharide
- gram-negative Bakterien
- Rauchen
- Hypercholesterolämie und
- Zytomegalieviren

Auch die in jüngster Zeit immer wieder ins Gespräch kommenden Chlamydien (z. B. Chlamydia pneumoniae) können durch direkte Infektion von Endothelzellen, durch Induktion von Zytokinen oder aber durch chlamydiales LPS zur Endothelaktivierung beitragen. Umgekehrt hemmen z. B. physiologische Konzentrationen von HDL-Cholesterol und Stickoxid sowohl die Expression der Adhäsionsmoleküle als auch die Monozytenadhäsion an sich.

Die Interaktion von zirkulierenden Monozyten mit Endothelzellen läuft als eine Art Kaskade verschiedener Bindungsreaktionen ab. Diese beginnt mit einer relativ schwachen Bindung der Monozyten an die Gefäßwand. Infolge der Scherkräfte des strömenden Blutes bleiben die Monozyten nicht an einer Stelle haften, sondern "rollen" langsam über die Endothelzelloberfläche. Weitere Interaktionen der verschiedenen Oberflächenmoleküle verstärken die Bindung, so daß die Monozyten schließlich den Scherkräften standhalten können. Nach ihrer Anheftung an die Endothelzellen werden die Monozyten durch verschiedene, kontinuierlich ausgeschüttete chemotaktische Substanzen, z. B.

- die Monozyten-aktivierenden Proteine MCP-1 (*"Monocyte Chemotactic Protein-1"*) und
- M-CSF (*"Macrophage-Colony Stimulating Factor"*)

veranlaßt, die vorausgegangenen Bindungen wieder teilweise zu lösen sowie die Endothelbarriere über die Spalten zwischen den Endothelzellen (sogenannte "*Gap junctions*") zu überwinden und in das Innere der Gefäßwand vorzudringen.

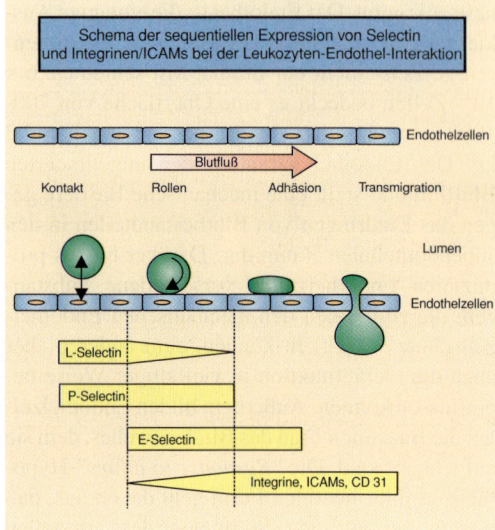

Abb. 3.6: Rolle der Adhäsionsmoleküle bei der Einwanderung von Monozyten in die Gefäßwand.

Dieses Eindringen kann um so schneller und ungehinderter ablaufen, je schwerer der Grad der Endothelschädigung ist. Die Monozyten migrieren schließlich entlang eines MCP-1-Gradienten in die Tiefe des subendothelialen Raumes. Hier differenzieren sich die Monozyten unter Einfluß von M-CSF zu Makrophagen. Die Bildung und Sezernierung solcher chemotaktisch wirkender Substanzen wird durch mmLDL und oxLDL noch zusätzlich stimuliert. Das komplette Spektrum der Faktoren und Substanzen, die an der verstärkten Adhäsion von Monozyten an der Endothelbarriere beteiligt sind, ist jedoch noch weitgehend unbekannt. Unklar ist auch, welchen Veränderungen dieses Spektrum über den Verlauf vieler Jahre, in denen sich die Entwicklung atherosklerotischer Läsionen abspielt, unterliegt. Verschiedene Untersuchungen haben die Beteiligung einer Reihe von Zytokinen und Wachstumsfaktoren bei der Atheroskleroseentstehung gesichert. Die Begriffe Zytokin und Wachstumsfaktor werden in diesem Zusammenhang häufig synonym gebraucht, obwohl als Zytokine ursprünglich Substanzen bezeichnet wurden, die in immunologische oder Entzündungsprozesse involviert sind, während Wachstumsfaktoren Substanzen sind, die in chemotaktische und Proliferationsprozesse von Zellen und Geweben eingreifen. Bei der Atherogenese besteht aber eine enge Interrelation dieser Funktionen. Die Substanzen können hier, im wesentlichen abhängig von der Zielzelle, sowohl als Entzündungsmediator als auch als Wachstumsregulator wirken.

In der folgenden Phase differenzieren sich die Monozyten in der Gefäßwand zu Makrophagen und sezernieren nun ihrerseits eine Vielzahl weiterer Zytokine, Wachstumsfaktoren und Chemoattraktantien. Dazu zählen

- Interleukin-1 (IL-1)
- Tumornekrosefaktor-alpha (TNF-α)
- Interferon-gamma (IF-γ) sowie der
- "*Platelet Derived Growth Factor*" (PDGF) und der
- "*Heparin Binding-Epidermal Growth Factor*" (HB-EGF)

Diese regulieren die Expression der Adhäsionsmolekül-Gene von Endothelzellen, Leukozyten und glatten Muskelzellen. Dadurch wird ein kontinuierlicher Einstrom von Monozyten/Makrophagen induziert, der schon in diesem ersten Entwicklungsstadium der atherosklerotischen Läsionen zu einem rasanten Anstieg ihrer Populationsdichte führt. Die residenten Makrophagen sind in der Lage, native bzw. mmLDL weiter zu oxLDL zu modifizieren. Die Art der Aufnahme von LDL durch die Makrophagen wird durch den Oxidationsgrad der LDL beeinflußt. Zu einem geringen Teil werden native LDL über den LDL-Rezeptorpathway aufgenommen. Die Synthese und Expression des LDL-Rezeptors unterliegt aber, wie schon ausgeführt, in Abhängigkeit vom intrazellulären Cholesterolgehalt einer negativen Feedback-Regulation. Die mmLDL, bei denen die Bindungsdomäne des ApoB-100 durch die Modifikationsprozesse noch nicht betroffen ist, werden vermutlich ebenfalls über den LDL-Rezeptor-Pathway internalisiert. Die oxLDL dagegen werden ausschließlich über den Scavenger-Rezeptor-Pathway aufgenommen, oder im Falle ihrer vorangegangenen Aggregation direkt durch Phagozytose. Mittlerweile konnte eine Vielzahl solcher Scavenger-Rezeptoren identifiziert werden. Diese werden in verschiedene Typen (SR-A, -B und -C) eingeteilt und konnten hauptsächlich in Monozyten/Makrophagen und Endothelzellen, aber z. T. auch in Leber, Nebennierenrinde, Herzmuskulatur, Mamma und Testes nachgewiesen werden. Neben dem ursprünglich entdecktem acLDL-Rezeptor (MSR Typ I, SR-A) sind dies die Rezeptoren

- MSR Typ II
- MARCO ("*Macrophage receptor with a collagenous structure*")
- CD36
- SR-B1 und
- SR-C1

Die individuelle Bedeutung eines jeden dieser Rezeptoren *in vivo* bedarf noch der Klärung. Sie erkennen ein umfangreiches Spektrum von Liganden, insbesondere makromolekulare Strukturen, deren Lipid-, Protein- oder Kohlenhydratkomponenten verändert sind. Alle diese Rezeptoren unterliegen keinem gesteuerten Regulationsprozess und erlauben damit die exzessive, ununterbrochene Aufnahme von oxLDL. Die Redundanz dieses Pathways ist ein wichtiges Indiz für die physiologische Bedeutung dieser Makrophagenfunktion. Möglicherweise entwickelte sich dieses komplizierte Rezeptorsystem als eine Reaktion auf den Angriff einer Vielzahl fremder Pathogene unter aeroben Bedingungen sehr früh. Es trägt der Vielfalt oxidativ modifizierter Substanzen und Strukturen bei aerob lebenden Organismen Rechnung. Oxidierte oder glykoxidierte Lipoproteine triggern letztendlich nur einen Prozeß, der eigentlich der Abwehr fremder Pathogene dient.

Bei der folgenden Transformation der Makrophagen zu Schaumzellen werden weitere Wachstumsfaktoren abgegeben, die glatte Muskelzellen aus der Media rekrutieren und zur Proliferation anregen. Darüber hinaus sezernieren Schaumzellen erneut reaktive Sauerstoffspezies sowie hydrolytische Enzyme (Lipasen, Kollagenasen, Elastase), die die Lipidperoxidation beschleunigen und aufgrund ihrer zytotoxischen Wirkung die Endothelzellschädigung weiter verstärken. Die fortschreitende Lipidakkumulation in den Schaumzellen führt zu deren Absterben. Dabei werden nach Zell-Lyse der gesamte Zellinhalt, insbesondere aber die Lipide und eine Vielzahl hydrolytischer Enzyme in den extrazellulären Raum entlassen. Das führt zur fortschreitenden Schwächung der Endothelzellen und setzt einen weiteren pathophysiologischen Prozeß in Gang. Zirkulierende Blutplättchen (Thrombozyten) zeigen ähnlich den Monozyten eine verstärkte Tendenz zur Adhäsion an den Endothel-Schadstellen. Dort werden sie durch die auf sie einwirkenden Zytokine aktiviert und setzen nun ihrerseits eine Vielzahl von Mediatoren frei.

Ein Teil dieser Mediatoren, darunter der "*Platelet Derived Growth Factor*" (PDGF) und der "*Transforming Growth Factor-beta*" (TGF-ß), diffundieren in die Gefäßwand und üben mitogene Reize auf praktisch alle Zellen der Gefäßwand aus. Insbesondere werden aber die glatten Muskelzellen der Media stimuliert. Diese migrieren in den subendothelialen Raum der Intima und beginnen außerhalb ihres normalen Zellverbandes zu proliferieren. Abweichend von ihren eigentlichen Funktionen differenzieren sie zu Zellen, die Bindegewebsfasern sezernieren oder - wie die Makrophagen - modifizierte LDL aufnehmen können und zu Schaumzellen werden. Die Folge all dieser Teilprozesse sind Strukturveränderungen der Gefäßwand mit einer Verdickung der Intima und Vermehrung des Bindegewebsfasermaterials sowie der Auflockerung der Lamina elastica interna und einer Verdünnung der Media.

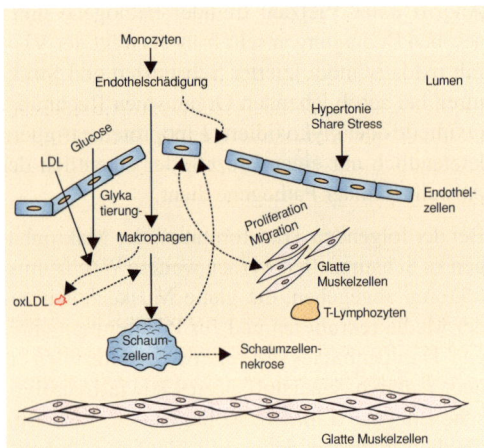

Abb. 3.7: Pathogenese der Atherosklerose: Chronische Endothelschädigung und Risikofaktoren - Influx, Akkumulation und metabolisches Schicksal von Lipiden und Makrophagen.

Neben der Störung der Barrierenfunktion des Endothels werden aber auch, wie schon teilweise betrachtet, seine eigenen endokrinen Leistungen, die für eine normale Gefäßfunktion von Bedeutung sind, schwer beeinträchtigt. Endothelzellen beeinflussen über eine Vielzahl von autokrin oder parakrin wirkenden Mediatoren sowie unterschiedliche Rezeptoren und Oberflächenenzyme den Gefäßtonus, die Angiogenese, die Thrombozyten und das Gerinnungssystem. Der "*Endothelium Derived Relaxing Factor*", der mittlerweile als Stick-

stoffmonoxid ($^\bullet$NO) identifiziert wurde, Angiotensin II, Endothelin-1 und verschiedene Eikosanoide (Metaboliten des Arachidonsäurestoffwechsels, z. B. Prostazykline, Prostaglandine und Leukotriene) sind Substanzen, die gefäßdilatatorisch bzw. gefäßkontrahierend, aber auch antiaggregatorisch auf Thrombozyten wirken können. Ein gesundes Endothel setzt diese Substanzen, getriggert durch strömungsbedingte Dehn- und Scherreize, permanent frei. Damit wird die Blutversorgung der nachgeschalteten Gewebe gesichert. Durch verschiedene rezeptor-abhängige Prozesse kann z. B. die Freisetzung von NO gesteigert werden. Hierauf beruhen die vasodilatierenden Wirkungen verschiedener Kinine (z. B. Bradykinin) sowie die Abschwächung vasokonstriktiver Substanzen wie Noradrenalin und Acetylcholin. Endotheliale Plasminogen-Aktivatoren (z. B. t-PA) wiederum wirken mit ihrer fibrolytischen Aktivität ständig Gerinnungsvorgängen entgegen, unterstützt durch die antithrombotische Wirkung des Heparansulfates. Die konzertierte Aktion all dieser Mediatoren führt zur Aufrechterhaltung der Gleichgewichte innerhalb des Gerinnungssystems, der Thrombozytenaktivität und des Gefäßtonus. Biochemische Marker für eine Endothelschädigung sind z. B. erhöhte Plasma-Konzentrationen des Plasminogen-Aktivator-Inhibitors (PAI) oder des von-Willebrand-Faktors. Die Störung der Endothelfunktion durch fortgesetzte Schädigung während der Atherogenese führt zu gesteigerter Vasokonstriktion gefolgt von Ischämie und birgt damit prinzipiell das Risiko eines akuten Gefäßverschlusses durch Vasospasmus, Thrombozytenaktivierung und Einleitung der Gerinnungskaskade in sich. Mit dem weiteren Vordringen in das Lumen verhärten die atherosklerotischen Läsionen. Es kann zu Riß- und Spaltbildungen sowie Ulzerationen mit der Folge einer Thrombusbildung kommen. Dies stellt dann möglicherweise das letzte Ereignis dar, das zum vollständigen Verschluß der Arterie führt.

Der Prozeß der Atherogenese läuft phasenweise ab. Die einzelnen Vorgänge erfolgen dabei nicht chronologisch nacheinander, vielmehr besteht, wie bei chronischen Erkrankungen üblich, ein Nebeneinander unterschiedlicher Phasen des pathologischen Geschehens. Sowohl Frühformen als auch die leicht fortgeschrittene Läsionen können auf jedem Niveau der Veränderungen stehen bleiben, insbesondere dann, wenn die verschiedenen

Risikofaktoren, z. B. inhalierendes Rauchen oder eine Erhöhung der Blutfette, ausgeschaltet werden. Auch die Hemmung der Thrombozytenfunktion durch Azetylsalizylsäure ist ein wirksames Prinzip zur Prophylaxe des Fortschreitens der Arterienveränderung. Man ist sich aber darüber einig, daß die späten Stadien der Atherosklerose dagegen weitgehend irreversibel sind. Auf der anderen Seite führt aber die Stabilisierung von Plaques durch Statine zu einer dramatischen Verbesserung der Prognose.

3.6. Atherosklerose - Zusammenspiel verschiedener Risikofaktoren

Die vorangegangenen Betrachtungen zeigten schon klar, daß neben den cholesterolhaltigen Lipoproteinen und deren Modifikation durch Oxidation oder Glykatierung eine Vielzahl anderer 'Nichtlipid'-Risikofaktoren existieren. Für die meisten Risikofaktoren lassen sich direkte Beziehungen zu den oben ausgeführten Prozessen, insbesondere aber zu einer gestörten Endothelzellfunktion oder zu einer Endothelzellschädigung herstellen. So wirkt sich ein *erhöhter Blutdruck* direkt auf die Fließeigenschaften des Blutes aus und kann durch Endothelschädigung den Gefäßumbau einleiten. Außerdem führt ein erhöhter Filtrationsdruck zu verstärktem LDL-Einstrom in die Gefäßwand. *Homocystein* ist toxisch für Endothelzellen und reduziert deren Vitalität und Proliferationsfähigkeit. Dagegen stimuliert Homocystein die DNA-Synthese und Proliferation glatter Gefäßwandmuskelzellen sowie die Thrombozytenadhäsion und -aggregation. Schließlich stimuliert Homocystein auch eine Reihe von Wachstumsfaktoren, die die Kollagensynthese in Fibroblasten erhöhen. *Inhalierendes Rauchen* führt zu erhöhter Thrombozytenaktivierung und -aggregation. Darüber hinaus greifen oxidativ wirkende Bestandteile des Tabakrauchs direkt in das radikalische Geschehen der Lipidmodifikation bzw. der Endothelschädigung ein. Da Raucher auch erhöhte Fibrinogenspiegel und Plasminogen-Aktivator-Inhibitor-1 (PAI-1)-Aktivitäten aufweisen, besteht bei ihnen ein erhöhtes Risiko für die Entstehung thrombotischer Komplikationen. Ein neuer Befund ist auch, daß erhöhte LDL-Konzentrationen im Blut die NO-Bildung inhibieren sowie zu einer Verminde-

rung der Wirkung des NO auf die glatte Gefäßmuskulatur führen. Bei einer diabetischen Stoffwechselsituation mit Insulinresistenz, bei der es zu erhöhten Insulinspiegeln kommt, scheint das Insulin selbst in den atherosklerotischen Gefäßumbau durch Förderung der Proliferation und Migration glatter Muskelzellen einzugreifen. Die sehr heterogene Morphologie der Herz-Kreislauf-Erkrankungen unterstreicht den multikausalen Charakter der Ätiologie der Atherosklerose. Die weiteren Zusammenhänge zwischen der Pathogenese der Atheroskleroseentstehung und dem etablierten Risikofaktorenkonzept werden an anderer Stelle aufgezeigt.

3.7. Ausblick

Zusammenfassend kann festgestellt werden, daß die Atherosklerose viele Merkmale eines chronischen Entzündungsvorganges aufweist. Ausgelöst und befördert wird dieser fortlaufende Prozeß durch eine Vielzahl physiologischer und biochemischer Stimuli. Im Mittelpunkt der Kausalkette der Atherosklerose stehen die Störung der Endothelzellfunktion, die erhöhte Konzentration cholesterolhaltiger Lipoproteine, die Bildung reaktiver Sauerstoffspezies und die oxidative Veränderung der Lipoproteine. Der folgende Heilungs- bzw. Abwehrprozeß der teilweise einen autoimmunologischen Charakter trägt, wirkt dem entgegen. Durch das multifaktorielle Geschehen werden aber gleichzeitig Prozesse in Gang gesetzt, die das Ziel der Heilung, die Wiederherstellung einer normalen Gefäßfunktion, weitgehend unterlaufen. Ein Teufelskreis ist entstanden, zu dessen Durchbruch noch immense Anstrengungen in Klinik und Forschung nötig sind.

Diagnostik und Klassifikation der Fettstoffwechsel-störungen

4. Diagnostik und Klassifikation der Fettstoffwechselstörungen

Noch immer werden die meisten Hyper- und Dyslipidämien zufällig, bei Gelegenheitsuntersuchungen in der Hausarztpraxis oder stationären Behandlungen diagnostiziert, obwohl die Blutlipidbestimmung ab 35. Lebensjahr als Primäruntersuchung kostenlos zur Verfügung steht. Bei großen Screeningaktionen der Lipidliga in Leipzig und Nürnberg wußten ca. ein Drittel der Erfaßten nichts von ihrer Fettstoffwechselstörung. Nur etwa 20 % der Patienten mit koronarer Herzkrankheit mit Lipidwerten, die nach den Kriterien der Europäischen Arteriosklerosegesellschaft und der Nationalen Cholesterolinitiative behandlungsbedürftige Lipidwerte aufweisen (s. Kapitel 8.4.), werden auch tatsächlich behandelt. In der Drecan- und PROCAM-Studie [1,2], zwei großen prospektiven Studien auf Bevölkerungsbasis in Dresden resp. Münster, hatten ca. 20 % der berufstätigen Bevölkerung im Alter zwischen 36 und 65 Jahren einen Cholesterolwert über 6,5 mmol/l (250 mg/dl). Die Prävalenz der Hypertriglyzeridämien (Triglyzeride > 2,3 mmol/l (200 mg/dl) betrug bei Männern um 25 % und Frauen 8 – 10 %. Auch aus aktuellen Erhebungen geht hervor, daß die Mehrzahl der Fettstoffwechselstörungen in Deutschland nicht erfaßt ist und nur ein geringer Teil davon behandelt wird [3].

Da zur Zeit ein Screening auf Bevölkerungsebene nicht durchführbar ist, sollten zwei Wege vordringlich benutzt werden:

* Gelegenheitsscreening
* Erfassung von Hochrisikogruppen

4.1. Erfassung und Diagnostikprogramm

Gelegenheitsscreening bedeutet, daß bei Arztkonsultationen, Reihenuntersuchungen und Krankenhausaufenthalten die Lipidtrias: Cholesterol, Triglyzeride, HDL-Cholesterol gemessen wird. Bei der hohen Kontaktdichte Patient/Arzt im Erwachsenenalter würden dadurch im Laufe der nächsten Jahre große Bevölkerungsgruppen gescreent werden. Grundsätzlich sollte aber gezielt eine Blutlipidbestimmung bei Hochrisikopatienten (Tab. 4.1) erfolgen.

Familienanamnese
* HLP u.a. Erkrankungen des metabolischen Syndroms, gehäuft Infarkte und Schlaganfall vor dem 60. Lebensjahr

Eigenanamnese
* Arteriosklerotische Gefäßerkrankungen (Infarkt, instabile Angina pectoris, TIA, Schlaganfall etc.)
* Erkrankungen des metabolischen Syndroms, Raucher, rezidivierende Pankreatitis

Status
* Xanthome und Xanthelasmen, Gefäßveränderungen im Ultraschall oder bei Angiographie, EKG im Sinne einer IHK, Fettleber

Tab. 4.1: Risikogruppen für Lipidscreening.

4.2. Diagnostische Parameter

Als Basisuntersuchung genügt die Lipidtrias, die unter Standardbedingungen gemessen wird (Tab. 4.2).

* die gewohnte isokalorische Ernährung über mindestens 3 Wochen
* Absetzen lipidwirksamer Pharmaka mindestens 3 Wochen, bei Langzeiteinnahme 6 Wochen vorher
* stabiles Körpergewicht
* bei leichten Erkrankungen Intervall von 3 Wochen beachten, bei schweren, z.B. Infarkt, Cholezystektomie 3 Monate
* eine Kontrolluntersuchung nach 1 – 2 Wochen mit konsistentem Befund

Tab. 4.2: Standardbedingungen für Blutentnahme zur Gewinnung relevanter Blutlipidwerte.

Für Gesamtcholesterol- und HDL-Cholesteroluntersuchungen muß der Patient nicht nüchtern sein. Unter Praxisbedingungen kann auch die Triglyzeridbestimmung im Tagesverlauf erfolgen. Nachuntersuchungen morgens nüchtern sind nur bei Triglyzeridwerten >2,3 mmol/l (200 mg/dl) erforderlich. Prinzipiell müssen zwei konsistente pathologische Befunde im Abstand von 1–2 Wochen gemessen werden, ehe die Diagnose Dyslipoproteinämie gestellt werden kann. Bei Hochrisikopatienten und gesicherter Fettstoffwechselstörung sollte ein erweitertes Untersuchungsprogramm Anwendung finden, das die Facetten des metabolischen Syndroms erfaßt und eine Orientierung über die Endothelfunktion und mögliche arteriosklerotische Gefäßveränderungen erlaubt (Tab. 4.3). Die damit mögliche Abschätzung des globalen Risikos ist für fundierte therapeutische Entscheidungen Voraussetzung. In diesen Fällen ist auch die Bestimmung des Lp(a) wichtig, da dieses besonders im Kontext mit einer Hypercholesterolämie einen schwerwiegenden eigenständigen Risikofaktor darstellt.

	Indikator
schlecht eingestellter Diabetes	HbA$_{1C}$
Hypothyreose	TSH
cholestatische Lebererkrankungen	γGT, GOT/GPT
Alkoholabusus	γGT, GOT/GPT
Chron. Nierenkrankheiten	Kreatinin Albuminurie
Medikamente: Betablocker, Thiazide, Retinoide, Oestrogene	

Tab. 4.4: Häufige Ursachen für sekundäre Hyperlipidämien.

Lipoproteinprofil

ApoB, Lp(a), LDL-Subfraktionen, Apo A$_1$

Zusatzrisikoparameter

Fibrinogen, PAI, Albuminurie, OGTT, Homocystein

Physikalische Untersuchungen

Duplexsonographie der Aa. carotis und femoralis (IMT, Plaques), Belastungs-EKG, Kardiosonographie, Holter-EKG

Tab. 4.3: Erweitertes Untersuchungsprogramm bei Hochrisikopatienten.

4.3. Abgrenzung sekundärer Hyperlipidämien

Erhöhte Blutlipide und HDL-Mangelzustände treten bei einer Vielzahl von Krankheiten als Sekundärphänomen auf. Deshalb steht am Anfang der Differentialdiagnostik die Erkennung und Behandlung von Grundkrankheiten oder Umstellung einer Komedikation, die als Ursache einer sekundären Hyperlipidämie eruiert wird. Tabelle 4.4 faßt die wichtigsten und häufigsten Ursachen für sekundäre Dyslipoproteinämien zusammen.

4.4. Klassifikation primärer Hyper- und Dyslipoproteinämien

Erhöhungen von LDL-Cholesterol und/oder Triglyzeriden werden bei 20 – 30 % der Erwachsenen in Deutschland gefunden [4]. In etwa gleichem Umfang werden zu niedrige HDL-Cholesterolspiegel bei diesem Personenkreis gemessen. Sowohl Hypercholesterolämien als auch Hypertriglyzeridämien sind oft mit einem niedrigen HDL-Cholesterol verbunden, wodurch das Arterioskleroserisiko weiter steigt. Anstiege von LDL-Cholesterol und/oder der Triglyzeride oder Abfall des HDL-Cholesterols werden als Dyslipidämie zusammengefaßt. Da Lipide im Blut in Makromolekülen, den Lipoproteinen, transportiert werden, werden diese Erkrankungen besser als Hyper- oder Dyslipoproteinämien bezeichnet. Auf der Basis der Lipidtrias ist eine einfache phänotypische Klassifikation der häufigen Dyslipidämien möglich (Tab. 4.5).

Lipid-anomalie	Lipidmuster	Veränderte Lipopro-teinfraktion
Hyper-choleste-rolämie	Cholesterol> 6,5 mmol/l (250 mg/dl)	LDL↑
	Triglyzeride < 2,3 mmol/l (200 mg/dl)	HDL = ↓
Hypertri glyzerid-ämie	Cholesterol < 6,5 mmol/l	VLDL ↑
	Triglyzeride > 2,3 mmol/l	HDL ↓ =
mixed HLP	Cholesterol > 6,5 mmol/l	LDL ↑
	Triglyzeride > 2,3 mmol/l	VLDL ↑ HDL ↓ =
HDL-Mangel	HDL-Cholesterol <0,9 mmol/l(35mg/dl)	
	Cholesterol < 6,5 mmol/l	HDL ↓
	Triglyzeride < 2,3 mmol/l	

Tab. 4.5: Phänotypische Klassifikation von Fettstoff-wechselstörungen.

Damit kann in der Mehrzahl der Fälle unter Praxis-bedingungen eine therapeutische Entscheidung getroffen werden. Darüber hinaus sollte aber bei schweren Fettstoffwechselstörungen, bei familiä-rer Häufung von Infarkten und anderen arterio-sklerotischen Komplikationen oder bei Auftreten arteriosklerotischer Gefäßerkrankungen vor dem 50. Lebensjahr in der Eigenanamnese unbedingt eine genetische Diagnostik erfolgen. Diese sollte nach Möglichkeit die Verwandten ersten Grades einschließen. Genetischen Hyper- und Dyslipo-proteinämien liegen Mutationen in den zahlrei-chen Genen, die Synthese, Transport und Abbau der Lipoproteine steuern, zugrunde. Die Kenntnis des genetischen Defektes erlaubt eine gezielte Therapie. Sie ermöglicht eine präzisere prognosti-sche Einschätzung des Krankheitsverlaufes und sollte die Grundlage einer familienbezogenen pri-mären und sekundären Prävention sein.

Tabelle 4.6 enthält die wichtigsten genetischen Hypercholesterolämien mit LDL-Cholesteroler-höhung. Diese Gruppe von Dyslipoproteinämien ist die primäre Zielgruppe für die Behandlung mit

Statinen. Davon abzugrenzen ist die seltene fami-liäre Hyperalphalipoproteinämie, die zu einer Er-höhung des Gesamtcholesterols bei normalem LDL-Cholesterol führt. Diese Personen haben eine hohe Lebenserwartung und aufgrund der hohen HDL-Spiegel ein niedriges Arterioseroserisiko. Erhöhte LDL-Cholesterolspiegel und niedriges HDL werden bei der sehr seltenen Cholesterol-speicherkrankheit gefunden. Dieser liegt ein Man-gel an Cholesterolhydrolase zugrunde. Infolge ex-zessiver Cholesterolablagerung in der Leber kommt es zur Hepatosplenomegalie.

Krankheit	Defekt	Prävalenz
Fam. Hypercho-le-sterolämie	LDL-Rezeptordefekt	1-2/1000
Fam. defektes ApoB 100	Aminosäure-austausch im ApoB (meist 3500 Arg. → Glut.)	1/500-700
Polygene Hyper-cholesterolämie	multiple Ano-malien	5-10/1000
Fam. kombinierte Hyperlipidämie mit dominieren-der Hyperchole-sterolämie	ApoB-Synthese	3/1000

Tab. 4.6.: Primäre Hypercholesterolämien mit LDL-Cholesterolerhöhung.

Die primären gemischten Hyperlipoproteinämien und Hypertriglyzeridämien sind in Tabelle 4.7 zu-sammengefaßt.

Krankheit	Defekt	Prävalenz
Fam. kombinierte Hyperlipidämie mit dominierender Hypertriglyzeridämie	Insulinresistenz ApoB-Synthese	3/1000
Fam. Dysbetalipoproteinämie	ApoE-Mutation: E_2/E_2-Homozygotie	1/5000
Fam. Hypertriglyzeridämien	erhöhte VLDL-Synthese und/oder verminderter Abbau	2-3/1000
Chylomikronen-Syndrome (Typ V)	Lipasegenmutationen ApoCIII-Überschuß Insulinresistenz	1/5000

Tab. 4.7: Mixed Hyperlipidämien und Hypertriglyzeridämien.

Entgegen früherer Annahme sind Hypertriglyzeridämien und vor allem die mixed Hyperlipidämien mit einem erhöhten Arterioskleroserisiko verbunden und behandlungsbedürftig. Eine Ausnahme bilden nur die Chylomikronämiesyndrome Typ 1, bei denen lediglich die Chylomikronen erhöht sind (Lipoproteinlipase-, Apo-C-II-Defizienz). Beim Typ 5 der Chylomikronämie, der mit einer VLDL-Erhöhung verbunden ist, ist das Arterioskleroserisiko deutlich erhöht. Hinzu kommt bei den Patienten mit Hypertriglyzeridämie das Pankreatitisrisiko.

Als Faustregel kann gelten:

Hypertriglyzeridämien sind stets mit einem erhöhten Gefäßrisiko verbunden, wenn die ApoB-Konzentration erhöht und die HDL-Cholesterolspiegel erniedrigt gefunden werden.

Literatur

1. Jaroß W, Schulte H, Bergmann S, Assmann G, DRECAN-Gruppe: Differences in risk profile between people from "East" and "West" Germany (DRECAN-PROCAM comparison). In: Hanefeld M, Jaroß W, Dude H (Eds.): Advances in Lipoprotein and Atherosclerosis Research, Diagnostics and Treatment. Proceedings of the 7th International Dresden Lipid Symposium 1991. Gustav Fischer, Jena Stuttgart New York 1991, S. 171-178.

2. Assmann G, Schulte H: Ergebnisse und Folgerungen aus der Prospektiven Cardiovasculären Münster (PROCAM)-Studie. In: Assmann G (Hrsg.): Fettstoffwechselstörungen und kornonare Herzkrankheit. MMV Medizin Verlag, München 1988, S. 97-132.

3. Hoffmeister H, Stolzenberg H, Schön D, Thefeld W, Hoeltz J, Schröder E: Deutsche Herz-Kreislauf-Präventionsstudie: Nationaler Untersuchungs-Survey und regionale Untersuchungs-Surveys der DHP. DHP Forum, Berichte/Mitteilungen 1988; 3: 12-53.

4. Cremer P, Nagel D, Labrot B, Muche R, Elster H, Mann H, Seidel D: Göttinger Risiko-, Inzidenz- und Prävalenzstudie (GRIPS). Springer, Berlin 1991.

Klinik von Fettstoffwechsel- störungen

5. Klinik von Fettstoffwechselstörungen

Fettstoffwechselstörungen verlaufen vor allem im jüngeren Lebensalter häufig asymptomatisch. Eine langjährig bestehende unerkannte und unbehandelte Hyperlipoproteinämie ist ein bedeutender Risikofaktor für schwere kardiovaskuläre Komplikationen, welche die Lebensqualität und Lebenserwartung des Patienten drastisch verschlechtern können. Entscheidend für die Prognose ist das frühzeitige Erkennen und optimale Therapieren von Risikopatienten (1;2). Die Kenntnis der Klinik von Fettstoffwechselstörungen erleichtert die Diagnosestellung und ermöglicht, den Patienten einer bestimmten Hyperlipoproteinämie zuzuordnen sowie typenorientiert zu behandeln. Die klinische Untersuchung mit besonderer Berücksichtigung der Augen und Augenlider, der Achilles- und Fingerstrecksehnen, der Zwischenfingerfalten sowie der Handlinien ist ein unabdingbares Muß vor Einleitung der Diagnostik und Therapie. Das therapeutische Vorgehen wird weiterhin beeinflußt durch den klinischen Zustand eines Patienten, durch das eventuelle Vorliegen weiterer kardiovaskulärer Risikofaktoren sowie bereits vorhandener arteriosklerotischer Manifestationen. Insbesondere die Familienanamnese ist für die Prognose eines Patienten von entscheidender Bedeutung. In den großen prospektiven Studien zur Lipidhypothese der Arteriosklerose ließ sich übereinstimmend nachweisen, daß das Auftreten von Herzinfarkten, plötzlichen Todesfällen und apoplektischen Insulten bei Verwandten 1. und 2. Grades einen bedeutenden, eigenständigen Risikofaktor für das Individualrisiko des Untersuchten darstellt (3). Aus der Familienanamnese lassen sich zudem wichtige Informationen für die genetische Klassifikation und für eventuelle weitere kardiovaskuläre Risikofaktoren gewinnen.

Nachfolgend wird die Klinik der einzelnen Fettstoffwechselstörungen dargestellt.

5.1. Primäre Hypercholesterolämien

Die familiäre Hypercholesterolämie findet man bei etwa 1 von 500 Personen. Heterozygote Patienten fallen durch 2-3 fach erhöhte LDL-Spiegel, homozygot Betroffene durch 6-8 fach erhöhte LDL-Konzentrationen auf.

5.1.1. Familiäre heterozygote Hypercholesterolämie

Bereits bei Säuglingen mit familiärer heterozygoter Hypercholesterolämie kann man erhöhte Cholesterolspiegel messen. Symptome zeigen sich aber erst ab dem 30. oder 40. Lebensjahr. Herausragende Bedeutung hat die frühzeitige Arteriosklerose der Koronararterien. Myokardinfarkte treten bei Männern ab dem 30. Lebensjahr auf. Mit 60 Jahren haben ca. 85 % der Patienten einen Herzinfarkt erlitten. Bei Frauen kommt es ca. 10 Jahre später zu Myokardinfarkten als bei betroffenen Männern. Ursächlich dafür ist die östrogenabhängige HDL-Erhöhung der Frauen vor der Menopause.

Bei vielen Patienten mit familiärer heterozygoter Hypercholesterolämie findet man Xanthome im Bereich der Achillessehnen, der Kniegelenke, Ellbogengelenke und des Handrückens. Xanthome sind knotige Verdickungen, welche durch die Ablagerung von Cholesterinestern aus LDL in Gewebemakrophagen entstehen. Die diffuse Einlagerung der Lipide kann zu einer Verdickung z. B. der Achillessehne bis auf einige Zentimeter führen. Durch eine lipidsenkende Therapie lassen sich die Sehnenxanthome beeinflussen, es kann zu einer Größenabnahme aber auch zum vollkommenen Verschwinden der Sehnenxanthome kommen.

Im Bereich der Augenlider und Augenhöhlen wird Cholesterin in Form von Xanthelasmata abgelagert. Diese stellen sich als hellgelbe bis gelbe, flächenartige Erhebungen in der Epidermis dar.

Der Arcus lipoides ist ein einfaches Erkennungszeichen für Patienten mit erhöhtem LDL-Cholesterin. Es handelt sich hierbei um eine Einlagerung von Cholesterinestern am Rand der Cornea. Bei einem jüngeren Patienten ist der Arcus lipoides meistens ein Hinweis auf das Vorliegen einer Hyperlipoproteinämie, bei einem älteren Patienten ist differentialdiagnostisch an den sehr viel häufigeren Arcus senilis zu denken. Es gibt allerdings auch ein familiär gehäuftes Auftreten eines Arcus lipoides ohne eine ursächliche Fettstoffwechselstörung.

Während man Xanthelasmata auch bei Patienten mit unauffälligen Lipidkonzentrationen findet, sind Xanthome pathognomonisch für familiäre Hypercholesterolämien.

5.1.2. Familiär defektes Apolipoprotein B 100

Die verminderte Affinität der LDL zum Apo B/E-Rezeptor aufgrund des defekten Apolipoprotein B 100 führt zu erhöhten LDL-Serumspiegeln. Die Befunde der betroffenen Patienten sind unspezifisch und weniger eindrucksvoll als bei familiärer Hypercholesterolämie. Häufig manifestiert sich im 3.-5. Lebensjahrzehnt eine koronare Herzkrankheit. Ein Arcus lipoides corneae wird beobachtet, Sehnenxanthome werden nicht gefunden.

5.1.3. Familiäre homozygote Hypercholesterolämie

Diese Erkrankung tritt mit einer Prävalenz von 1 pro Million auf. Bereits von Geburt an können erheblich erhöhte LDL-Spiegel gemessen werden. Bis zum 6. Lebensjahr entwickeln sich erhabene, gelbliche plaqueartige Veränderungen (Hautxanthome), welche vor allem an Stellen vermehrter Traumatisierung (Kniegelenke, Ellenbogengelenke, Gesäß) vorkommen. Fast immer findet man Xanthome im Bereich der Interdigitalhäute, besonders zwischen Daumen und Zeigefinger. Es sind nur geringfügig erhabene Hauteinlagerungen mit orange-gelber Färbung ohne scharfe Begrenzung, die auch konfluieren können. Hinzu kommen Sehnenxanthome, Xanthelasmata sowie der Arcus lipoides corneae.

Die Arteriosklerose der Koronargefäße tritt bereits vor dem 10. Lebensjahr auf. Cholesterolablagerungen der Aortenklappen können zur Aortenstenose führen. Das Klappenvitium prädisponiert zur Endokarditis. Im allgemeinen erleiden homozygote Patienten einen ersten Herzinfarkt vor dem 20. Lebensjahr.

5.1.4. Polygene Hypercholesterolämie

Die polygene Hypercholesterolämie ist eine Ausschlußdiagnose und repräsentiert die Mehrzahl der Hypercholesterolämien. Die Erkrankung manifestiert sich im 3.-5. Lebensjahrzehnt und ist eng mit dem Symptomkomplex des Metabolischen Syndroms verbunden. Hierzu gehören

- Übergewicht
- Hyperurikämie
- Hyperlipoproteinämie
- arterielle Hypertonie und
- gestörte Glukosetoleranz bzw. Diabetes mellitus Typ 2

Im Unterschied zur familiären Hypercholesterolämie finden sich sehr selten Xanthome. In der Familie des Patienten sind weniger Personen von Fettstoffwechselstörungen betroffen als bei familiärer Hypercholesterolämie. Die kardiovaskulären Komplikationen stehen auch hier im Vordergrund.

5.2. Primäre Hypertriglyzeridämien

5.2.1. Familiäre Hypertriglyzeridämie

Die autosomal-dominant vererbte Störung manifestiert sich im 3.-5. Lebensjahrzehnt. Vor der Pubertät und im jungen Erwachsenenalter werden meist keine erhöhten Triglyzeride beobachtet. Der klassische Patient mit familiärer Hypertriglyzeridämie ist übergewichtig, insulinresistent, weist einen arteriellen Hypertonus auf und leidet an einer gestörten Glukosetoleranz oder einem Diabetes mellitus Typ 2 – dem Symptomenkomplex des Metabolischen Syndroms (4). Das Arterioskleroserisiko dieser Patientengruppe ist erhöht. Die Rolle der Triglyzeride in der Atherogenese ist umstritten. Sicher sind Übergewicht und Diabetes mellitus eigenständige Arteriosklerose-Risikofaktoren und begünstigen die Entwicklung kardiovaskulärer Komplikationen. Hinzu kommen die niedrigen HDL-Spiegel bei einer Hypertriglyzeridämie. In der Regel messen wir bei diesen Patienten Nüchtern-Triglyzerid-Spiegel zwischen 2 und 6 mmol/l. Die Triglyzeridspiegel können unter dem Einfluß aggravierender Faktoren wie schlecht eingestelltem Diabetes mellitus, Alkoholabusus, exzessiver Zufuhr fettreicher Mahlzeiten, Behandlung mit östrogenhaltigen Präparaten und Hypothyreose exazerbieren. In Folge dieser Einflußfaktoren können die Serumtriglyzeride auf über 11 mmol/l ansteigen. In diesem Falle werden Chylomikronen im Plasma gefunden und die Patienten zeigen häufig eruptive Xanthome und akute Pankreatitiden. Ursache der Pankreatitis ist die

Hydrolyse von Triglyzeriden innerhalb des Pankreas zu freien Fettsäuren, welche zur Organschädigung führen. Die Pankreatitis ist eine sehr ernst zu nehmende und akut auch lebensbedrohende Komplikation.

5.2.2. Chylomikronämiesyndrome

Zu den Chylomikronämiesyndromen zählen der familiäre Lipoproteinlipase-Mangel sowie der familiäre Apolipoprotein C-II-Mangel (Koenzym der Lipoproteinlipase). Bereits in der Kindheit treten häufig abdominelle Beschwerden infolge von Pankreatitiden auf, welche durch die massive Chylomikronämie entstehen. Die Patienten entwickeln oft eruptive Xanthome (kleine gelbliche Papeln, die von einem Erythem umgeben sind) an den Streckseiten der Extremitäten, am Gesäß sowie am Körperstamm. Die eruptiven Xanthome sind Ablagerungen von Triglyzeriden in kutanen Histiozyten. Die Einlagerung von Triglyzeriden in Phagozyten des retikuloendothelialen Systems führt zu Hepatosplenomegalie und Schaumzellinfiltration des Knochenmarks. Das Serum erscheint blaß und rahmig (lipämisch). Im Rahmen einer Ophthalmoskopie stellen sich die Netzhautgefäße im Sinne einer Lipaemia retinalis blaß dar. Patienten mit familiärem Apolipoprotein C-II-Mangel leiden seltener und später an Pankreatitiden und eruptiven Xanthomen als Patienten mit familiärer Lipoproteinlipase-Defizienz. Die Ursache dieser Unterschiede bleibt unklar.

Die Frage nach der Atherogenität der Chylomikronämie-Syndrome wird kontrovers diskutiert. Bis in die jüngste Zeit wurde angenommen, daß auch massiv erhöhte Triglyzeride keine Prädisposition für die Arteriosklerose darstellen (5). Demgegenüber stehen unter anderem 14 bis 30jährige Beobachtungen an 4 Patienten mit familiärem Lipoproteinlipase-Mangel. Bei allen 4 Patienten wurden eine periphere- oder Koronarsklerose bzw. beides vor Vollendung des 55. Lebensjahres nachgewiesen (6).

Die Pankreatitis hat bei Patienten mit Chylomikronämie-Syndromen mit Sicherheit eine höhere klinische Bedeutung als die kardiovaskulären Komplikationen.

5.3. Gemischtförmige Hyperlipoproteinämien

Patienten mit gemischten Hyperlipoproteinämien können sowohl durch erhöhte Triglyzerid-Spiegel als auch durch erhöhte Cholesterol-Spiegel auffallen.

5.3.1. Familiäre Dysbetalipoproteinämie

Patienten mit familiärer Dysbetalipoproteinämie sind durch eine Homozygotie des E2 Allels (Genotyp E 2/2) gekennzeichnet. Wahrscheinlich sind noch andere Ernährungs- und genetische Faktoren an dieser Fettstoffwechselstörung beteiligt, da nur 1 % der Personen mit dem Genotyp E 2/2 symptomatisch sind.

Hyperlipidämie und andere klinische Zeichen treten nicht vor dem 20. Lebensjahr auf. Handlinienxanthome (gelbe oder orange Verfärbung der palmaren und digitalen Hautfalten) und tuberöse oder tuberoeruptive Xanthome (bulboide Xanthome der Haut von Erbsen- bis Zitronengröße im Bereich der Ellenbogen- und Kniegelenke) sind pathognomonisch. Xanthelasmata der Augenlider werden ebenfalls beobachtet.

Die betroffenen Patienten leiden an den Folgen einer schweren Arteriosklerose der Koronargefäße, der Stammgefäße sowie der Karotiden. Frühzeitige Myokardinfarkte, Claudicatio intermittens mit Gangrän der Beine und apoplektische Insulte sind häufig.

5.3.2. Familiäre kombinierte Hyperlipidämie (FKHL)

Die Erkrankung wird autosomal dominant vererbt. Bei den Familienmitgliedern findet man erhöhte Triglyzeride, erhöhtes Cholesterol oder beides. Zum Anstieg der Blutlipide kommt es erst während der Pubertät. Meist sind Cholesterol oder Triglyzeride nur blande erhöht. Xanthome treten nicht auf.

Das Arterioskleroserisiko der Patienten ist stark erhöht. Ca. 10 % aller Patienten mit Myokardinfarkt leiden an einer FKHL. Vor allem Patienten mit dominierender Hypertriglyzeridämie sind auch von Adipositas, Hyperurikämie und Diabetes mellitus betroffen.

5.4. Sekundäre Hyperlipoproteinämien

In den Kapiteln über die familiäre Dysbetalipoproteinämie und familiäre Hypertriglyzeridämie wurden ungünstige Faktoren besprochen (entgleister Diabetes mellitus, Hypothyreose, Alkoholabusus, östrogenhaltige Pharmaka), welche zu einer Exazerbation der Fettstoffwechselstörung führen können.

5.4.1. Diabetes mellitus

Unter den Ursachen für sekundäre Hyperlipoproteinämien rangiert der Diabetes mellitus an erster Stelle. Erhöhte Triglyzerid-Spiegel finden wir bei Patienten, welche über längere Zeit an Insulinmangel oder Insulinresistenz leiden. Die vermehrte Anflutung freier Fettsäuren im portalen Kreislauf aufgrund abdomineller Adipositas und gesteigerter Lipolyse durch absoluten bzw. relativen Insulinmangel sowie die Hyperglykämie fördern die Triglyzeridsynthese. Die exzessive Synthese von abnorm zusammengesetzten und chemisch modifizierten VLDL führt zum Anstieg und zu Abbaustörungen kleiner dichter LDL (small dense LDL), die bevorzugt über den Scavengerpathway in Makrophagen aufgenommen werden, welche sich dann in Form von Schaumzellen in der Gefäßwand einlagern. Demgegenüber findet man erniedrigte HDL-Cholesterol-Spiegel.

Das Risiko eines Typ 2 Diabetikers, einen Myokardinfarkt zu erleiden, entspricht dem Risiko ei-

Genetische Störung	Manifestation	Beschwerden	Klinische Befunde
Familiäre heterozygote Hypercholesterolämie	3. - 4. Lebensjahrzehnt	Koronare Herzkrankheit, Aortenklappenstenose mit Endokarditisschüben, Gelenkbeschwerden, Apoplex	Prämature periphere und koronare Arteriosklerose, Aortenklappenvitium, Sehnenxanthome, Arcus lipoides corneae, Xanthelasmata, Hautxanthome, Arthropathia lipoidica
Familiär defektes Apolipoprotein B 100	3. - 5. Lebensjahrzehnt	Koronare Herzkrankheit	Koronare und periphere Arteriosklerose, Arcus lipoides, keine Xanthome
Familiäre homozygote Hypercholesterolämie	1. Lebensjahrzehnt	wie bei heterozygoter Form, nur früher	
Polygene Hypercholesterolämie	3. - 5. Lebensjahrzehnt	Koronare Herzkrankheit	Koronare und periphere Arteriosklerose, Bild des Metabolischen Syndroms
Familiäre Hypertriglyzeridämie	3. - 5. Lebensjahrzehnt	Eventuell Oberbauchbeschwerden, meist asymptomatisch	Metabolisches Syndrom, eruptive Xanthome, tuberöse Xanthome, ev. Pankreatitis
Familiärer Lipoproteinlipase-Mangel	1. - 2. Lebensjahrzehnt	Bauchkoliken	Pankreatitis, eruptive Xanthome, Hepatosplenomegalie, Lipaemia retinalis, frühzeitige Arteriosklerose?
Familiärer Apolipoprotein C-II Mangel	1. - 5. Lebensjahrzehnt	Bauchkoliken	Pankreatitis
Familiäre Dysbetalipoproteinämie	3. - 4. Lebensjahrzehnt	Koronare Herzkrankheit, Claudicatio intermittens	Typische palmare Xanthome, prämature periphere und koronare Arteriosklerose, Metabolisches Syndrom
Familiär kombinierte Hyperlipoproteinämie	1. - 5. Lebensjahrzehnt	Koronare Herzkrankheit	Prämature koronare Arteriosklerose, Metabolisches Syndrom

Tab. 5.1: Klinische Erscheinungen verschiedener Fettstoffwechselstörungen.

nes Infarktpatienten ohne Diabetes mellitus, einen Reinfarkt zu entwickeln (7). Das Hyperviskositätssyndrom im Rahmen einer exazerbierten Hypertriglyzeridämie und die gestörte Fibrinolyse tragen zu diesem hohen Infarktrisiko bei.

Auch die periphere arterielle Verschlußkrankheit als makrovaskuläre Komplikation des Diabetes mellitus ist auf das hoch-atherogene Lipidprofil der Patienten zurückzuführen. Die Hypertriglyzeridämie der Diabetiker führt oft zu einer ausgeprägten Steatosis hepatis.

5.4.2. Alkoholabusus

Der tägliche Konsum größerer Mengen Alkohol führt zu einem Anstieg der Triglyzeride. Bei Patienten mit familiärer Hypertriglyzeridämie und Chylomikronämiesyndromen kann die bestehende Fettstoffwechselstörung aggraviert werden. Bei schwerer alkoholischer Hyperlipidämie treten häufig eruptive Xanthome und die Lipaemia retinalis auf. Die gefährlichste Komplikation ist die Pankreatitis.

Literatur

1. Hanefeld M; Hora C; Schulze J; Rothe G; Barthel U; Haller H: Reduced incidence of cardiovascular complications and mortality in hyperlipoproteinemia (HLP) with effective lipid correction. The Dresden HLP study. Atherosclerosis 1984; 53: 47-58.

2. Skandinavische Simvastatin Überlebensstudie. Lancet 1994; 344: 1383-1389.

3. Hanefeld M: Fettstoffwechselstörungen, Gustav Fischer 1995, Jena.

4. Hanefeld M; Leonhard W: Das Metabolische Syndrom. Dtsch Gesundheitsw 1981; 35: 545-551.

5. Brunzell JD. Familial lipoprotein lipase deficiency and other causes of the chylomicronemia syndrome. In: Scriver CR; Beaudet AL; Sly WS; Valle D. The metabolic bases of inherited disease. 7th ed. Vol. 2. New York: McGraw-Hill, 1995: 1913-32.

6. Benlian P et al.: Premature atherosclerosis in patients with familial chylomicronemia caused by mutations in the lipoprotein lipase gen. N Engl J Med 1996; 335: 848-854.

7. Haffner SM et al.. Mortality from coronary heart disease in subjects with type 2 diabetes and in nondiabetic subjects with and without prior myocardial infarction. N Engl J Med 1998; 339 (4): 229-234.

Nichtmedikamentöse Therapie

6. Nichtmedikamentöse Therapie

6.1. Einleitung

Eine Lebensstiländerung ist die Grundlage jeder Therapie von Dys- und Hyperlipidämien. Gar nicht selten gelingt damit eine weitgehende Normalisierung der Lipidkontrollwerte sowie eine erfolgreiche Prävention der Fettstoffwechselstörungen. Das Kosten-Nutzen-Verhältnis für Lebensstiländerungen ist als sehr günstig zu bewerten. Es ist bemerkenswert, daß die unten angeführten Empfehlungen weitgehend identisch mit denen für eine gesunde Lebensweise sind. Die fettarme, kohlenhydratreiche Kost war noch bis ins 19. Jahrhundert die typische Ernährungsweise der europäischen Bevölkerung!

6.2. Ernährungsumstellung

Die Ernährungsumstellung für Patienten mit Fettstoffwechselstörungen mit Modifikation des Fettverzehrs konzentriert sich auf folgende Schwerpunkte:

- Begrenzung der Gesamtfettzufuhr
- Starke Begrenzung der Zufuhr gesättigter Fette
- Bevorzugung von einfach und mehrfach ungesättigten Fettsäuren
- Einschränkung des überreichlichen Fleischkonsums (vor allem wegen der dabei stets verzehrten Fette)
- Regelmäßiger Fischkonsum (1-2x/Woche)
- Bevorzugung von Obst, Gemüse und Hülsenfrüchten
- Gewichtsreduktion bei Übergewicht / Adipositas
- Mäßigkeit im Alkoholkonsum (Verbot bei deutlicher Hypertriglyzeridämie)
- Mäßigkeit im "Zucker"-konsum (Süßigkeiten etc.)

Prinzipiell gibt es für Personen mit Fettstoffwechselstörungen keine absolut verbotenen Nahrungsmittel (Ausnahme: Alkohol bei schwerer Hypertriglyzeridämie). Jedoch wird empfohlen, die Zufuhr derjenigen Nahrungsbestandteile einzuschränken, von denen ungünstige Auswirkungen auf den Stoffwechsel bekannt sind. Ziel ist aber auf jeden Fall, eine schmackhafte, den Bedarf des Organismus deckende (also vollwertige) Ernährung zu si-

chern. Es kommt in den meisten Fällen nicht darauf an, genaue Rezepte "nachzukochen". Viel entscheidender sind das prinzipielle Verständnis und die Nahrungsmittelauswahl anhand qualitativer (und einiger quantitativer) Kriterien.

Es ist bekannt, daß kurzfristige Über- oder Unterschreitungen der Zufuhr wichtiger Nahrungsbestandteile vom Organismus über Tage ausgeglichen werden können. Sogenannte "Diätsünden" sollten durch vernünftige Gestaltung der nachfolgenden Mahlzeiten wieder kompensiert werden. Üblicherweise beziehen sich Ernährungsempfehlungen auf die Nahrungsaufnahme nicht nur während einer Mahlzeit sondern während eines Tages.

Für die gesunde Ernährung und die Ernährung bei Fettstoffwechselstörungen gibt es Ernährungsrichtlinien internationaler (z. B. International Atherosclerosis Society; American Heart Association) und nationaler (z. B. Deutsche Gesellschaft für Ernährung; Deutsche Gesellschaft für Ernährungsmedizin) Gremien. Die Unterschiede dieser Empfehlungen sind aber gering und für die folgenden Ausführungen nicht relevant.

6.2.1. Auswirkungen von Nahrungskomponenten auf den Fettstoffwechsel

Durchschnittlich wird in der deutschen Bevölkerung absolut und relativ zu viel Fett gegessen. Nach mehreren Erhebungen beträgt der Fettanteil an der täglichen Energieaufnahme etwa 45 %. Das Zuviel an Fett fördert die Gewichtszunahme und erhöht auch die Cholesterol- und Triglyzerid-Konzentrationen. Bei fast allen Formen der Fettstoffwechselstörungen ist eine begleitende Adipositas als ein negativer Einflußfaktor zu betrachten. Insbesondere gesättigte Fettsäuren und Trans-Fettsäuren haben ungünstige Auswirkungen auf die Blutlipidspiegel. Dagegen verringern mehrfach ungesättigte Fettsäuren den LDL-Cholesterol-Spiegel. In Übermengen genossen senken sie jedoch auch die HDL-Cholesterol-Spiegel, was als unerwünscht anzusehen ist. Da schneiden einfach ungesättigte Fettsäuren günstiger ab: sie vermindern ebenfalls die LDL-Cholesterol-Spiegel, sind aber hinsichtlich des HDL-Cholesterols neutral. Eine überreichliche Kohlenhydratzufuhr kann ebenfalls negative Auswirkungen auf die Blutlipidspiegel haben (insbesondere Erhöhung der Triglyzerid- und Absenkung der HDL-Cholesterol-Spiegel). Aufgrund verschiedener ernährungsmedizinischer Untersuchungen ist man sich im Moment in der Fachwelt nicht einig, ob die derzeitige Betonung des Kohlenhydratanteils in der Nahrung wirklich optimal ist oder ob nicht doch die Anwendung von pflanzlichen Ölen und eine Einschränkung der Kohlenhydratzufuhr als besser und vor allem näher den derzeitigen Ernährungsgewohnheiten zu klassifizieren ist. Für die Ballaststoffe wurde eine moderate Senkung der Serum-Cholesterol-Spiegel beschrieben, die vor allem über eine Minderung der Cholesterolresorption sowie eine Bindung der Gallensäuren im Darm zustande kommt. Alkohol kann einerseits die Serum-Triglyzerid-Spiegel anheben (insbesondere bei genetisch disponierten Personen), führt aber andererseits zur Anhebung der antiatherogenen HDL und hat wahrscheinlich weitere protektive Wirkungen (Verminderung der Thrombozytenaggregation und Verstärkung der Fibrinolyse). Für Vitamin E und andere Antioxidantien spricht eine Minderung der Oxidierbarkeit der LDL. Für bestimmte sekundäre Pflanzenstoffe, z. B. in Knoblauch oder Auberginen, wurden moderate Cholesterolabsenkungen beschrieben.

6.2.2. Konkrete Empfehlungen

6.2.2.1. Empfohlene Ernährung nach Hauptnährstoffen

Die täglich benötigte Energiezufuhr ist abhängig von Lebensalter (der Bedarf bei älteren Personen ist geringer), Geschlecht (Frauen haben einen geringeren Energiebedarf), körperlicher Aktivität und individuellen Besonderheiten. In unserer Bevölkerung liegt sie für Erwachsene zwischen 2000 und 2400 kcal (8374 und 10048 kJ) pro Tag. Eine in Relation zum Bedarf zu hohe Energieaufnahme hat mit Sicherheit ungünstige Auswirkungen auf den Fettstoffwechsel. Alle Patienten mit Fettstoffwechselstörungen sollten die häufig im Laufe des Lebens zu beobachtende Gewichtszunahme vermeiden.

Um dem ärztlichen Leser einen Überblick zu geben, werden in Tabelle 6.1 die empfohlenen Relationen zwischen den Hauptnährstoffen sowie die

Mengen weiterer Nahrungsbestandteile zusammengefaßt. Praktische Hinweise folgen in den nächsten Abschnitten.

Nahrungs-bestandteil	Empfehlung
Fette gesamt	30% der Energiezufuhr • Gesättigte FS 7-10% der Energiezufuhr • Einfach ungesättigte FS 10-15% der Energiezufuhr • Mehrfach ungesättigte FS 7-10% der Energiezufuhr
Nahrungs-cholesterol	<300 mg/Tag
Kohlenhydrate	50-60% der Energiezufuhr
Ballaststoffe	ca. 35 g/Tag (die Hälfte davon mit Obst und Gemüse)
Eiweiß	10 - 20 % der Energiezufuhr
Kochsalz	< 8 g/Tag

Tab. 6.1: Empfohlene Zusammensetzung der Nahrung bei Fettstoffwechselstörungen. FS = Fettsäuren.

6.2.2.2. Nahrungsfettzufuhr

Im Vergleich zu den Ernährungsgewohnheiten der Durchschnittsbevölkerung bedeutet die Umsetzung der eben angeführten Relation der Makronährstoffe vor allem eine Reduktion der Gesamtfettzufuhr um etwa ein Drittel.

Bei einer Gesamtenergieaufnahme von 2000 kcal pro Tag (8374 kJ) heißt das, daß mit Nahrungsfett lediglich 600 kcal (2512 kJ) aufgenommen werden sollen. Da 1 g Fett etwa 9 kcal (38 kJ) enthält, sind dies rund 70 g.

In dieser Gesamt-Fettmenge sind zu berücksichtigen:

• Fett im Nahrungsmittel
• Streichfett
• Zubereitungsfett

Um die empfohlene verringerte Zufuhr einzuhalten, muß an allen drei Formen gespart werden.

Produkte	Empfehlung
Milch	Fettreduzierte Milch (1,5% Fettgehalt), Magermilch, Buttermilch
Joghurt	Magerjoghurt (0,1% Fettgehalt)
Käse	Magerkäse (z. B. Harzer Käse), Käse mit weniger als 30% in der Trockenmasse (Hüttenkäse, Schichtkäse)
Quark	Magerquark
Fleisch	Magere Sorten (auch Rindersteak ist mager), Geflügel (mit Ausnahme von Ente, Gans und Suppenhuhn) ohne Haut, Kalb und Wild, ggf. Fettrand abschneiden
Wurst	Wurst ohne sichtbare Fettanteile, keine Streichwurst, Fettgehalt bis 20% (Deklaration), roher und gekochter Schinken ohne Fettrand, Putenschinken, kalter Braten, Tatar (ohne Eigelb), Roastbeef
Fisch	Sehr fette Sorten (Aal, Heilbutt) nicht verzehren, besser Makrele
Suppen	Gemüsebrühe, selbstgekochte klare Fleischbrühe, fettarme Bouillon
Sauce	Keine fetten Saucen

Tab. 6.2: Vorschläge zur Reduktion der Fettzufuhr mit Nahrungsmitteln. Schnitten oder Semmeln sollten zusammengeklappt gegessen werden, mit nur einem einfachen Belag.

Da die Reduktion des Fettgehaltes der Nahrung der entscheidende Angelpunkt der Ernährungsumstellung der Patienten mit Fettstoffwechselstörungen ist, sollten die Betroffenen alle Möglichkeiten bei den täglichen Mahlzeiten tatsächlich ausschöpfen. Deshalb wird noch eine Tabelle (Tab. 6.3) von Alternativvorschlägen für eine fettärmere Kost eingefügt.

Fettreich	g Fett/ 100g	Fettarm	g Fett/ 100g
Schweinebauch, gegrillt	25	Rindfleisch, gekocht	4
Schnitzel Wiener Art	11	Schnitzel natur	6
Schweinehackfleisch	24	Tatar	3
Schweinsbratwurst	31	Hähnchenbrust natur, gebraten	5
Leberwurst	41	Corned beef	6
Salami	47	Lachsschinken	7
Mettwurst	43	Geflügelsülze	6
Bierschinken	18	Bündner Fleisch	9
Gans (ganz) gebraten	22	Pute (ganz gebraten)	7
Ente (ganz) gebraten	29	Brathuhn (ganz)	14
Aal geräuchert	27	Seelachs geräuchert	1
Ölsardinen	34	Brathering	14
Scholle paniert, gebraten	17	Kabeljaufilet ged.	1
Karpfen blau	10	Forelle blau	6
Vollmilch	3	Magermilch / Buttermilch	<1
Milchschokolade	32	Pflaumen, gedörrt	<1
Sahneeis	11	Fruchteis	2
Joghurt 3,5 %	3,5	Magerjoghurt	<1
Doppelrahmfrischkäse	30	Magerquark	<1
Emmentaler	28	Harzer	<1
Butter	80	Halbfettmargarine	40
Mayonnaise	78	Magerjoghurtdressing	5
Pommes frites	13	Kartoffeln gekocht	<1
Kartoffelchips	35	Salzstangen	6
Sahnetorte	25	Obstkuchen (Hefeteig	4
Erdnüsse	43	Gewürzgurke / Rohkost	<1

Tab. 6.3: Alternativen für fettreiche Lebensmittel – Quelle: G. Wolfram: Ernährungstherapie. In: Schwandt, P.; Richter, W. O.: Handbuch der Fettstoffwechselstörungen. Schattauer Verlag, Stuttgart, New York, 1995, Seite 541-587.

Auch für das Streichfett lassen sich noch weitergehende Empfehlungen machen.

Produkte	Empfehlung
Margarine, Butter	Halbfettmargarine, Halbfettbutter (enthalten nur 40% Fett)
Wurst oder Käse auf Schnitte/Semmel	Kein zusätzliches Streichfett verwenden
Streichkäse	Generell nicht verwenden

Tab. 6.4: Vorschläge zur Reduktion des Streichfettes.

Zur Reduktion des Zubereitungsfettes gibt es folgende Hinweise:

• Fettarme Zubereitungsarten verwenden (Grillen, Dünsten)

• Keine fritierten Speisen essen (z. B. Pommes frites)

• Öle möglichst frisch einsetzen, da längere Hitzeeinwirkung sich ungünstig auswirkt (Rohkost bevorzugen!)

Eine völlig fettfreie Ernährung ist auf Dauer nicht durchstehbar und auch wegen des Auftretens von Defiziten (Linolsäure, Vitamine) nicht wünschenswert.

Weiterhin ist die Qualität der aufgenommenen Nahrungsfette von ganz entscheidender Bedeutung. In der diätetischen Beratungspraxis hat sich eine vereinfachte Übersicht über die Nahrungsfettsäuren und ihre Quellen bewährt (Tab. 6.5).

Gesättigte Fettsäuren und Trans-Fettsäuren sollen besonders gemieden werden. Gesättigte Fettsäuren sollen nicht mehr als ein Drittel der Gesamtfettmenge ausmachen. Dagegen sind einfach und mehrfach ungesättigte Fettsäuren zu bevorzugen, allerdings keinesfalls in Übermengen.

In natürlichen Lebensmitteln kommen die Fettsäuren immer im Gemisch vor. Dies soll anhand der nachfolgenden Tabelle (Tab. 6.6), welche die vereinfachte Übersicht über Nahrungsfettsäuren ergänzt, verdeutlicht werden. Aus der Differenz zwischen dem Gesamtfettgehalt (mit 100 % gleichzusetzen) und dem Gehalt an ungesättigten Fettsäuren läßt sich die Menge der gesättigten Fettsäuren abschätzen. Wie bei allen biologisch erzeugten Produkten kann die Zusammensetzung eines be-

stimmten Lebensmittels immer von den genannten Zahlen abweichen, die also lediglich als Richtgrößen zu verstehen sind.

Biochemische Bezeichnung	Effekt	Hauptsächliche Lieferanten in der Nahrung
Gesättigte FS	ungünstig	Fette von Landtieren
Einfach ungesättigte FS	sehr günstig	Pflanzenöle (besonders in Olivenöl und Rapsöl)
Mehrfach ungesättigte FS	günstig (Übermengen vermeiden)	Pflanzenöle (Sonnenblumen, Soja, Leinsamen, Färberdistel), Margarinen
Omega-3-FS	günstig (Übermengen vermeiden)	Fisch, Fischöle
Trans-FS	ungünstig	Chemisch gehärtete Fette (z. B. in Margarinen)
Cholesterol	ungünstig in größeren Mengen	Hirn, Eigelb

Tab. 6.5: Vereinfachte Übersicht über Nahrungsfettsäuren. FS = Fettsäuren.

Produkt	Einfach ungesättigte Fettsäuren	Mehrfach ungesättigte Fettsäuren
Butter	23	3
Leinöl	17	69
Sonnenblumenöl	22	61
Sojaöl	21	61
Olivenöl	73	9
Rapsöl	70	22
Rindertalg	42	5
Schweineschmalz	45	10
Gänsefett	55	11
Kokosfett	6	2

Tab. 6.6: Fettsäuregehalt ausgewählter Nahrungsmittel (g /100g; gerundet).

Es soll angestrebt werden, mehr einfach als mehrfach ungesättigte Fettsäuren aufzunehmen. Der Verzehr von Olivenöl erlaubt die Zufuhr von einfach, aber auch von mehrfach ungesättigten Fettsäuren. Rapsöl kann ähnlich günstig bewertet werden und ist nicht so teuer.

Margarinen werden aus Pflanzenölen hergestellt, so daß ihre Zusammensetzung (zumindest was die diätetisch zu empfehlenden Produkte betrifft) ähnlich den Pflanzenölen ist. Beim Einkauf von Margarine-Sorten sollte man auf einige Kriterien achten.

Kriterium	Kommentar	Empfehlung
Fettgehalt	Halbfettmargarinen bevorzugen	Halbfettmargarinen erleichtern die Reduktion der Gesamtfettmenge
Deklarierter Anteil an mehrfach ungesättigten Fettsäuren	Nur wenn dies extra ausgewiesen ist, sind tatsächlich mehrfach ungesättigte Fettsäuren enthalten	Diese Margarinesorten sollten bevorzugt werden
Hinweis: "teils gehärtet"	Härtung erhöht den Anteil gesättigter Fettsäuren; dabei entstehen auch Trans-Fettsäuren	Diese Margarinesorten möglichst meiden

Tab. 6.7: Kriterien zur Beurteilung einer Margarine.

Die (zumindest teilweise) Härtung von Margarinefetten ist zur Sicherung der Streichfähigkeit erforderlich. Nach Untersuchungen der in der Bundesrepublik Deutschland verfügbaren Margarinesorten ist der Anteil an Trans-Fettsäuren als sehr niedrig einzuschätzen und stellt auch für Patienten kein Risiko dar. In diesem Zusammenhang sei angeführt, daß der "natürliche" Gehalt an Trans-Fettsäuren in Produkten wie Butter, Käse, Milch und Fleisch zwischen 2 bis 8 % zu veranschlagen ist. Bei Reformhaus-Margarine werden anstelle der chemischen Fetthärtung feste Fette wie Kokos-, Palmkern- oder Palmfette den flüssigen Ölen zugesetzt.

Auf dem Markt sind eine Vielzahl von Margarineprodukten vertreten. Nicht alle Produkte sind gleichermaßen für Fettstoffwechselpatienten geeignet. Man unterscheidet 3 verschiedene Kategorien, deren Charakteristika in Tabelle 6.8 zusammengefaßt sind.

Prinzipiell sind Pflanzenmargarinen und Diät-Margarinen günstig.

Die Tabelle 6.9 beschränkt sich auf die Illustration von verschiedenen typischen Erzeugnissen.

Unter den in dieser Tabelle (Tab. 6.9) enthaltenen Margarinen sind für Hyperlipidämie-Patienten die ersten vier besonders zu empfehlen, alternativ kommt die "Du darfst Margarine" in Betracht. Für viele Verbraucher dürften auch die Preisunterschiede ins Gewicht fallen.

Es werden in Kürze Margarinen auf dem Markt erscheinen, die mit Pflanzensterolen (aus Sojabohnenöl) angereichert sind. Damit ist eine tägliche Sterolaufnahme von $1,5 - 3,3$ g möglich, die effektiv zur Absenkung von LDL-Cholesterol beitragen kann.

Butter, die sich in der menschlichen Ernährung über viele Jahrhunderte bewährt hatte, muß nicht komplett aus dem Speiseplan gestrichen werden und könnte zum Beispiel das sonntägliche Brötchen geschmacklich aufwerten. Zwar enthält But-

Bezeichnung	Hauptverwendungszweck	Rohwaren	Gesättigte FS (%)	Einfach ungesättigte FS (%)	Mehrfach ungesättigte FS (%)
Standardware	Kochen, Braten, Backen	Pflanzlich/tierisch	30	45 - 55	$15 - 25$
Pflanzenmargarine	Brotaufstrich	Pflanzlich	20 - 30	$40 - 50$	$25 - 35$
Diät- oder Reform-Margarine	Brotaufstrich bei fettmodifizierter Diät	Pflanzlich	$20 - 30$	$15 - 20$	50 - 60

Tab. 6.8: Margarinesorten. FS = Fettsäuren.

Margarinesorte	Fettgehalt (%)	Gesättig-te FS (%)	Einfach unge-sättigte FS (%)	Mehrfach unge-sättigte FS (%)	Trans-FS (%)
Vitazell leicht	40	25	15	60	0
Becel Diät Halbfett	40	22	28	50	0
Rau Diätmargarine	80	19	26	55	0
Deli Reform	80	27	23	50	0
SB Sonnenblumenmargarine	80	36	23	41	4-5
Du darfst Margarine	24	36	33	31	0
Lätta	40	38	37	25	1,5
Flora soft	80	37	38	25	2
RAMA	80	38	40	22	2

Tab. 6.9: Zusammensetzung einiger ausgewählter Margarineerzeugnisse (Angaben in Prozent - Fettgehalt auf 100 g Ware bezogen; Fettsäuregehalt auf Fette bezogen).

ter nicht wenig Cholesterol aber auch die in den letzten Jahren so gelobten einfach ungesättigten Fettsäuren.

Fischöle sollten möglichst in Form von Fisch zugeführt werden. Eine bis zwei Fischmahlzeiten pro Woche sind unbedingt sinnvoll. Auch die fetteren Fischsorten können mal ausnahmsweise, allerdings nicht regelmäßig verzehrt werden.

Die tägliche Cholesterolzufuhr soll unter 300 mg liegen. Nach den eigenen Erfahrungen ist das nicht so schwierig zu erreichen. Innereien sollten gemieden werden, Kaviar ißt sowieso niemand jeden Tag, Eier (es geht genaugenommen nur um das Eigelb) sollten nur zweimal wöchentlich gegessen werden.

Lebensmittel	Cholesterolgehalt (mg/100g)
Aal	140
Butter	240
Eigelb	1260
Garnele	140
Hirn	2000
Hühnerleber	555
Hummer	180
Rinderleber	265
Sahne	110

Tab. 6.10: Auswahl einiger Lebensmittel mit hohem Cholesterol-Gehalt.

Eine genauere Berechnung der Cholesterolzufuhr ist nicht erforderlich, zumal sich der Verzehr der

gesättigten Fettsäuren mit großer Wahrscheinlichkeit ungünstiger als die Cholesterolresorption auf den Blutfettspiegel auswirkt. Beides kommt allerdings häufig in großen Mengen im gleichen Produkt (fettes Fleisch) vor.

Faßt man die angeführten Empfehlungen zum Fettverzehr zusammen, so ergeben sich folgende Merksätze:

• Magere Fleisch-, Wurst-, Käse- und Milchprodukte bevorzugen (deklarierten Fettgehalt beachten)

• Fettarme Garmethoden einsetzen, jedoch frische Pflanzenöle unmittelbar vor dem Verzehr zusetzen (gilt auch für Gemüse) - Olivenöl oder Rapsöl einsetzen

• Menge der Streichfette durch Auswahl von Halbfettprodukten reduzieren, Qualitätskriterien (Gehalt an ungesättigten Fettsäuren) bei Margarinen beachten

In letzter Zeit spielen die sogenannten "Light"-Produkte eine gewisse Rolle im Angebot. Die Vorteile dieser Produktpalette sind einerseits ein verringerter Gesamt-Energiegehalt und andererseits der Ersatz von bestimmten Nahrungsbestandteilen. Die nachfolgende Tabelle (Tab. 6.11) faßt die Möglichkeiten zusammen.

Zu ersetzender Inhaltsstoff	Ersatz durch
Fett	• Wasser plus Emulgatoren und Quellstoffe • Eiweiß • Kohlenhydrate • Unverdauliche Fette
Stärke	• Quell- und Füllstoffe plus Wasser
Zucker	• Süßstoffe • Ballast-, Quell- und Füllstoffe
Alkohol	• Wasser

Tab. 6.11: Ersatzstoffe in Leichtprodukten (Quelle: Taschan, H.; Muskat, E.; Ernährungslehre und –Praxis (1992) B21-B23).

Die meisten der angebotenen Produkte bieten keinen grundlegenden Vorteil für die Patienten und sind nach Ansicht der Ernährungsfachleute eher entbehrlich. In Einzelfällen können sie aber, insbesondere im Hinblick auf die Verbesserung der Compliance, Patienten eine gewisse Abwechslung ermöglichen. Für den therapeutischen Einsatz von Fettersatzstoffen (z. B. Z-Trim; Maltrin; Simplesse; Olestra), die für eine effektive Adipositas-Therapie möglicherweise eine gewisse Bedeutung erlangen könnten, gibt es bei Patienten mit Fettstoffwechselstörungen noch keine umfangreichen Erfahrungen.

Chylomikronämie-Syndrom

Eine strikte Reduktion der Gesamtfettmenge auf zunächst 10 (bis höchstens 20) Energieprozent stellt die entscheidende therapeutische Maßnahme dar. Dies gelingt nur unter Anleitung einer Diätassistentin, in einigen Fällen muß die individuelle Fett-Toleranz unter stationären Bedingungen ausgetestet werden. Fischöle können eventuell als Kapseln zusätzlich verordnet werden. In Fällen von sehr hohen Triglyzerid-Konzentrationen kommt ggf. der Einsatz von Margarinen und Ölen in Betracht, die mittelkettige Triglyzeride (sogenannte MCT mit einer Kettenlänge von 8 bis 12 Kohlenstoffatomen) enthalten.

6.2.2.3. Kohlenhydrathaltige Nahrungsmittel

Die derzeit praktizierten Ernährungsempfehlungen raten zu einem Kohlenhydratverzehr, der mindestens 50 % der täglichen Energiezufuhr ausmachen soll.

Um dies zu erreichen, sind folgende Ratschläge nützlich:

• Reichlicher Konsum von Obst und Gemüse, ggf. auch als Salate

• Einbau von Mahlzeiten, die kein Fett oder Fleisch enthalten (Müsli; Obstmahlzeit) - auch als Zwischenmahlzeiten

• Schnitten dicker abschneiden und weniger dick als bisher üblich belegen

• Schwerpunkt bei einem warmen Essen sollen die Kartoffeln und das Gemüse / Obst sein, nicht das Fleisch

Vollkornprodukten sollte der Vorzug gegeben werden, da komplexe Kohlenhydrate langsamer resorbiert werden und länger sättigen. Kuchen enthält oft reichlich Fett und sollte deshalb gemieden werden. Jedoch kann ein fettarmer Obstkuchen durchaus verzehrt werden.

Bei Hypertriglyzeridämie wird die Einschränkung einfacher Kohlenhydrate (Mono- und Disaccharide) angeraten. Das bedeutet, daß Zucker und zuckerreiche Lebensmittel, insbesondere auch die zuckerreichen Limonaden, zu meiden sind.

6.2.2.4. Ballaststoffe

Ballaststoffe werden im Darm nicht aufgespalten und wurden deshalb als "Ballast" angesehen. Der englische Begriff "dietary fiber" beschreibt neutraler diese Stoffgruppe, zu der ganz unterschiedliche chemische Verbindungen zählen. Man unterscheidet lösliche und unlösliche Ballaststoffe.

Ballaststoff	Vorkommen
Zellulose	Obst, Gemüse, Hülsenfrüchte
Hemizellulosen	Getreide
Stärke (nicht im Darm aufgespaltener Teil)	Kartoffeln, Getreide
Lignin	Obst, Gemüse
Pektine	Obst
Pflanzenschleime	Leinsamen

Tab. 6.12: Auswahl wichtiger Ballaststoffe.

Ballaststoffe regen die Darmtätigkeit an und wirken damit stuhlgangsregulierend. Wichtig ist auch, daß sie die Energiedichte der Nahrung herabsetzen. Es wurden gewisse Senkungen von Blutlipiden beschrieben.

Die derzeitige allgemeine Ballaststoffaufnahme wird als zu gering angesehen, es sollten mindestens 30 g pro Tag aufgenommmen werden. Eine genaue Berechnung durch die Konsumenten wird aber nicht für erforderlich gehalten.

Eine Erhöhung der täglichen Ballaststoffzufuhr ist möglich durch:

• Reichlichen Konsum von Obst, Gemüse und Hülsenfrüchten

• Verzehr von Vollkornprodukten

6.2.2.5. Fleisch und Fisch

Die täglich Eiweißzufuhr soll etwa 15 bis 20 Prozent der Energieaufnahme betragen. Das sind ca. 100 g Eiweiß. In weiten Bevölkerungskreisen wird deutlich mehr Eiweiß konsumiert. Auf die Notwendigkeit der Bevorzugung magerer Fleischsorten war bereits hingewiesen worden.

Einzelne Mahlzeiten oder Tage können durch die Patienten mit Fettstoffwechselstörungen durchaus vegetarisch (d. h. ohne Fleisch oder Wurstwaren) gestaltet werden. Um Defizite im Hinblick auf die Calciumzufuhr zu vermeiden, sollten dabei aber magere Milchprodukte unbedingt Berücksichtigung finden. Fisch ist als wertvoller Eiweißträger als günstig einzustufen und sollte regelmäßig verzehrt werden.

Eine dauerhafte Umstellung auf eine vegetarische Kost wird nicht generell befürwortet, auch wenn bekanntermaßen Vegetarier oft optimale Lipidkonzentrationen aufweisen. Jedoch können, insbe-

sondere bei nicht sachgemäßer Nahrungsauswahl, Defizite auftreten (z. B. Eisen, Vitamine).

6.2.2.6. Getränke

Am zweckmäßigsten sind energiefreie Getränke wie Tee oder Mineralwasser, insbesondere bei übergewichtigen Patienten. Eventuell kann das Mineralwasser mit Fruchtsaft gemischt werden. Auf jeden Fall sollten Patienten mit Hypertriglyzeridämie die üblichen Limonaden wie Cola oder Fanta meiden, da diese große Mengen Zucker enthalten.

6.2.2.7. Alkohol

Bezüglich des Alkohols müssen die aktuellen Empfehlungen für Gesunde und die Art der Fettstoffwechselstörung berücksichtigt werden. Für praktische Belange rechnet man ein Glas eines alkoholischen Getränkes gleich 10 g Alkohol. Dabei ist bedacht, daß verschiedene alkoholische Getränke in unterschiedlichen Gläsern (vgl. Bierglas und Wodka-Glas) gereicht werden.

Für Gesunde wird ein geringer Alkoholkonsum (ca. 20 bis höchstens 30 g pro Tag) als präventiv gegen Herzinfarkt angesehen. Frauen sollten eher nur 10 bis 20 g zu sich nehmen.

Patienten mit einer Hypercholesterolämie (also mit normalen Triglyzeriden) können die genannten Alkoholmengen konsumieren. Ganz anders ist es bei einer Hypertriglyzeridämie: hier sollte starke Zurückhaltung mit Alkohol geübt werden. Diese Patienten müssen ihren Alkoholkonsum auf festliche Gelegenheiten beschränken und dabei trockenen Weißwein oder Rotwein bevorzugen. Für Patienten mit Chylomikronämie-Syndrom gilt ein ganz striktes generelles Alkoholverbot! Bei ihnen besteht stets die Gefahr einer Pankreatitis, diese Gefahr wird durch Alkohol massiv verstärkt.

6.2.2.8. Antioxidantien

Antioxidantien werden mit natürlicher Nahrung aufgenommen - besonders Obst und Gemüse aber auch industriell gefertigte Margarinen (Vitamin E-Zusatz) sind ausreichende Quellen. Nach den Daten der Nationalen Verzehrsstudie besteht in Deutschland außer in bestimmten Risikogruppen kein Defizit. Für Hochrisikopatienten, also z. B. wiederholte Myokardinfarkte oder eine schwerwiegende Familienanamnese, kann die zusätzliche

Einnahme von Vitamin E-Kapseln ins Kalkül gezogen werden.

Wein, besonders Rotwein, enthält Antioxidantien (Flavonoide). Der gegenwärtige Kenntnisstand läßt in dieser Frage aber keine zuverlässigen Empfehlungen zu.

6.2.2.9. Kaffee

Für ungefilterten Kaffee wurden geringe Erhöhungen des Serum-Cholesterols beschrieben, für Filterkaffee ist das offenbar nicht zutreffend.

6.2.2.10. Sekundäre Pflanzenstoffe

Durch Veröffentlichungen in der Laienpresse wurden besonders die Effekte von Knoblauch und von Auberginen auf den Fettstoffwechsel in die Diskussion gebracht.

Allicin im Knoblauch soll cholesterolsenkende und antioxidative Eigenschaften haben. Einzelne Studien mit Knoblauch haben eine geringe Absenkung des Serum-Cholesterol-Spiegels gezeigt. Teils wurden allerdings unzumutbar hohe Mengen (z. B. 40 g frischer Knoblauch) eingesetzt. In Auberginen sind Anthozyane enthalten, denen ebenfalls eine cholesterolsenkende Eigenschaft nachgesagt wird.

Phytosterine, z. B. in Sonnenblumenkernen oder Hülsenfrüchten, sind dem Cholesterol sehr ähnlich und können über eine Belegung der Bindungsstellen für Cholesterol im Darm dessen Resorption vermindern. Auf Margarinen, denen Pflanzensterole hinzugefügt worden sind, wurde bereits hingewiesen. Tocotrienole, die eng mit dem Vitamin E verwandt sind, kommen in Pflanzenölen sowie in den Randschichten von Getreide, also in Vollkornprodukten, vor und sollen bei Tieren und Menschen zu einer LDL-Cholesterolsenkung beitragen.

6.2.3. Auswahl von Nahrungsmitteln (Tab. 6.13)

Systematisch lassen sich die Lebensmittel gemäß den Empfehlungen der Europäischen Arteriosklerose-Gesellschaft (Nutrition, Metabolism and Cardiovascular Diseases 2 (1992) 113-156) in drei Kategorien einteilen:

* *1. Empfehlenswert*
  Diese Lebensmittel sind generell fettarm

und/oder ballaststoffreich. Sie sollten regelmäßige Hauptbestandteile der täglichen Kost sein

* *2. In Maßen geeignet*
  Diese Lebensmittel enthalten ungesättigte Fettsäuren bzw. geringere Mengen an gesättigten Fettsäuren. Da die Kost aber fettarm sein sollte, sind sie nur in Maßen geeignet

* *3. Nicht geeignet*
  Diese Lebensmittel enthalten große Mengen an gesättigten Fettsäuren und/oder Cholesterol und sollten daher möglichst vermieden werden

6.3. Gewichtsreduktion bei Übergewicht / Adipositas

Durch eine Gewichtsreduktion ist eine Absenkung erhöhter Serum-Triglyzeride und, in geringerem Ausmaß, auch des Serum-Cholesterols erreichbar. Man empfiehlt eine Reduktion der Gesamt-Energiezufuhr in bezug auf den Bedarf um mindestens täglich 500 kcal (2112 kJ). Dies kann besonders effektiv durch die oben beschriebene Reduktion des Fettverzehrs geschehen. Einseitige und extreme Diäten (z. B. Crash-Diäten) müssen unbedingt vermieden werden, zumal sie langfristig eher eine Gewichtserhöhung begünstigen.

Fettersatzstoffe wie Olestra könnten eine gewisse Bedeutung im Rahmen eines komplexen Therapiekonzeptes erlangen.

6.4. Ernährungsempfehlungen in bezug auf den Typ der Fettstoffwechselstörung

Der Typ der Fettstoffwechselstörung beeinflußt in gewissem Umfang die Art der gegebenen Empfehlungen. Dies ist in den obigen Ausführungen bereits berücksichtigt und soll in der folgenden Tabelle (Tab. 6.14) nochmals übersichtlich zusammengefaßt werden.

Lebensmittel	Empfehlenswert	In Maßen geeignet	Nicht geeignet
Speisefette/-öle	• Grundsätzlich sollte der Verzehr von Speisefett und -ölen eingeschränkt werden! • Olivenöl, Sonnenblumenöl, Maiskeimöl, Weizenkeimöl, Sojaöl, Nußöle, Distelöl • Margarinesorten mit deklariertem "hohen Gehalt an mehrfach ungesättigten Fettsäuren", Halbfettmargarine		Butter, Butterschmalz, Schweine- und Gänseschmalz, Kokosfett, Palmfett, Palmkernfett, Speisefette bzw. Margarinesorten unbekannter Zusammensetzung, gehärtete Speisefette, Mayonnaise
Fleisch/ Fleischprodukte	Hähnchen (ohne Haut), Kalbfleisch, Kaninchen, Wild	mageres Fleisch vom Rind, Schwein, Lamm, ohne sichtbares Fett, mageres Rinderhackfleisch, magerer Schinken, roh o. gekocht	durchwachsenes und fettes Fleisch aller Art, sichtbares Fett an Fleisch, Schweinemett, Speck, Fleischkonserven
Wurstwaren	Wildgeflügel, Tatar, Rind- oder Kalbfleischsülze, Corned beef, Geflügelwurst	Spezialwurstsorten unter 10 % Fett	• Gans, Ente • Innereien aller Art, z. B. Leber, Niere, Zunge, Herz, Bries, Schinkenspeck und sichtbares Fett an Schinken • handelsübliche Wurstsorten, z.B. Dauerwurst, Blutwurst, Brühwurst, Mettwurst, Bratwurst
Fisch	• Magerfische aller Art, z. B. Kabeljau, Seelachs, Rotbarsch, Scholle, Forelle • fettreiche Fischarten, z. B. Hering, Makrele, Lachs, Thunfisch	mit Ei panierter Fisch, geräucherte, gesäuerte und gesalzene Fischerzeugnisse, Fischwaren in Gelee, Fischkonserven ohne Öl oder Sauce, Krusten- und Schalentiere	Aal, Räucheraal, Kaviar, Fischfrikadellen
Milch/Milchprodukte	• Magermilch, fettarme Milch, Molke, Buttermilch • magere und fettarme Milchprodukte, z. B. Joghurt, Dickmilch, Kefir, Magerquark, Hüttenkäse • Sauermilchkäse, z. B. Harzerkäse, Mainzerkäse, Magerkäse unter 10 % Fett i.Tr.	• Kondensmilch mit 4 % Fett, Speisequark mit 10 %Fett i.Tr. • fettarme Käsesorten bis zu 30 % Fett i.Tr.	• Vollmilch, Vollmilchprodukte, z. B. Vollmilchjoghurt,-dickmilch • Kondensmilch mit 7 % o. 10 % Fett, Kaffeesahne • sahnehaltige Milchprodukte, z. B. Sahnejoghurt, -quark, Sahne, saure Sahne, Schmand, Creme fraiche • fettreiche Käsesorten mit mehr als 30 % Fett i.Tr.
Eier	Eiweiß, Eiersatzprodukte	2-3 Eidotter pro Woche	mehr als 3 Eidotter pro Woche

Lebensmittel	Empfehlenswert	In Maßen geeignet	Nicht geeignet
Getreideer-zeugnisse	• Vollkornmehle, Vollkornbrot, Schrotbrot • Vollkorngetreideerzeugnisse, Haferflocken, Hafermehl, Mais, Hirse, Grünkern, Buchweizen, Vollkornreis, Vollkornteigwaren	• helle Auszugsmehle*, helle Brotsorten* • gezuckerte Frühstückscerealien, z. B. Cornflakes*, gezuckertes Müsli* • weißer Reis • helle Teigwaren, z.B. Nudeln, Spaghetti Zwieback	fetthaltige Feinbrote, z. B. Buttertoast, Croissants, Butterkeks, Blätterteiggebäck, Salz-, Käsegebäck
Gemüse	• Gemüse aller Art, frisch oder tiefgefroren, als Rohkost, Salat oder gegart • Hülsenfrüchte, z. B. weiße Bohnen, Erbsen, Kichererbsen, Linsen, Sojabohnen		
Kartoffeln	Kartoffeln (gekocht, als Pellkartoffeln, gebackene Kartoffeln; wenn möglich, Schale mitverzehren), Kartoffelpüree, Kartoffelknödel	mit geeigneten Ölen zubereitete Bratkartoffeln oder Pommes frites	• Bratkartoffeln oder Pommes frites, die mit Fetten ungeeigneter Zusammensetzung zubereitet werden • Kartoffelchips und -sticks
Obst	Frischobst, tiefgefrorenes Obst, ungeszuckertes Obstkompott	Avocado, gezuckerte Obstkonserven*, Trockenobst*, kandierte Früchte*	
Nüsse	Wegen des hohen Gesamtfettgehaltes sollte die Verzehrsmenge begrenzt werden! Walnüsse, Paranüsse, Haselnüsse, Erdnüsse, Mandeln, Cashewnüsse, Pistazien		Kokosnuß, gesalzene Nüsse
Süßwaren	Süßstoffe (Aspartam, Saccharin, Cyclamat)	• Marmelade*, Konfitüre*, Gelee*, Honig*, Sirup*, Fruchtbonbons*, Lakritz* • Zucker*, z. B. Haushalts-, Traubenzucker* • Zuckeraustauschstoffe, z. B. Sorbit*, Kakaopulver	Nuß-Nougat-Creme, Schokolade, Pralinen, Schokoriegel, Nougat, Marzipan, Buttertoffees
Getränke	Filterkaffee, Tee, Mineralwasser, Diät- o. ungezuckerte Erfrischungsgetränke, ungezuckerter Fruchtsaft, Gemüsesaft	fettarmer Kakaotrunk, zuckerhaltige Erfrischungsgetränke*, Malzbier*, alkoholische Getränke*	ungefilterter Kaffee, Irish Coffee, Eierlikör, Sahnelikör

Lebensmittel	Empfehlenswert	In Maßen geeignet	Nicht geeignet
Zubereitete Lebensmittel	• Pudding aus fettarmer Milch*, fettarme Nachspeisen, z. B. Geleespeisen*, fettarme, klare Suppen, fettarme Soßen • Fruchteis*	• Kuchen*, Gebäck*, Nachspeisen*, Soßen, die mit geeigneten Fetten zubereitet werden*, Fertigsuppen und -soßen • Milcheis*	• Kuchen, Gebäck, Nachspeisen, Soßen, die mit Fett ungeeigneter oder unbekannter Zusammensetzung zubereitet werden, Cremesuppen, Butter-, Sahne- oder Käsesoße • Sahneeis, Softeis
Sonstige	Kräuter aller Art (frisch, tiefgefroren, getrocknet), Lebensmittel, Gewürze, z. B. Paprika, Pfeffer, Senf, Essig, Sojasoße, Worcestersoße, fettarmes Salatdressing, z. B. mit Zitrone oder Magerjoghurt	Ketchup, fettarmes Fertigdressing, fertige Würzmischungen, Flüssigwürze, Salz	Mayonnaise, Remoulade, sahnehaltiges Salatdressing

*Diese Produkte gehören bei erhöhten Serumtriglyzeridwerten ebenfalls zu den "nicht geeigneten" Lebensmitteln

Tab. 6.13: Nahrungsmittelauswahl nach den Empfehlungen der Europäischen Arteriosklerose-Gesellschaft (Nutrition, Metabolism and Cardiovascular Diseases 2 (1992) 113-156).

Typ der Fettstoffwechselstörung	Empfehlung	Bemerkung
LDL-Hypercholesterolämie	• Fettmodifizierte Ernährung • Gewichtsreduktion bei Übergewicht	• Besonders wichtig ist die Senkung der Zufuhr gesättigter Fettsäuren
Hypertriglyzeridämie	• Fettmodifizierte Ernährung • Alkoholkarenz • Wenig rasch resorbierbare Kohlenhydrate • Gewichtsreduktion bei Übergewicht	• Die Gesamtenergieaufnahme sollte knapp gehalten werden
Kombinierte Hyperlipidämie	• wie bei Hypertriglyzeridämie	• wie bei Hypertriglyzeridämie
Chylomikronämie-Syndrom	• Absolute Alkoholkarenz • Drastische Einschränkung der täglichen Fettaufnahme; eventuell MCT-Fette • Wenig rasch resorbierbare Kohlenhydrate	• Bei gleichzeitigem Diabetes mellitus sollte auf eine Mono- und Disaccharid-Zufuhr gänzlich verzichtet werden

Tab. 6.14: Ernährungsempfehlungen nach dem Phäno-Typ der Fettstoffwechselstörung.

6.5. Körperliches Training

6.5.1. Auswirkungen von körperlichem Training auf den Fettstoffwechsel

Eine regelmäßig trainierte Muskulatur ist insulinempfindlicher. Die Besserung der peripheren Insulinresistenz induziert oft eine Absenkung der Serum-Triglyzeride. Massives und lang anhaltendes körperliches Training bewirkt auch deutliche Anhebungen des HDL-Cholesterols. LDL-Cholesterol wird weniger beeinflußt, kann jedoch über eine Verminderung der VLDL-Partikel ggf. auch absinken.

6.5.2. Konkrete Empfehlungen

Es wird eine regelmäßige sportliche Betätigung mit Ausdauercharakter empfohlen. Individuelle Neigungen und die konkreten Möglichkeiten des Einzelnen (Alter, Geschlecht, Wohnlage, Freizeitangebot; gesundheitliche Situation) müssen unbedingt Berücksichtigung finden. Geeignete Sportarten sind:

- zügiges Gehen
- Jogging
- Radfahren
- Schwimmen
- Skilanglauf
- ausdauerorientierte Gymnastik

Es kommt überhaupt nicht auf Höchstleistungen an, die Freude am Sport sollte unbedingt erhalten bleiben. Optimal ist ein Training, das mehrfach wöchentlich über jeweils ca. 30 Minuten stattfindet.

Bei Personen über 40 Jahren, bei überwiegend sitzender Tätigkeit, bei bekannter koronarer Herzkrankheit oder positiver Familienanamnese an koronarer Herzkrankheit, bei Hypertonie sollte vor Trainingsbeginn ein Ruhe-EKG oder besser eine Fahrradergometrie durchgeführt werden.

6.6. Antiraucher-Propaganda

Zigarettenraucher haben niedrigere HDL-Cholesterol-Spiegel, was möglicherweise teilweise das arteriosklerotische Risiko erklärt. Das Nichtrauchen ist für alle Fettstoffwechselpatienten unerläßlich.

6.7. Was kann tatsächlich erreicht werden?

Etwa 40 % der Hypercholesterolämien gelten als rein ernährungsbedingt (Richter, W. O.; Schwandt, P.: Fettstoffwechsel. In: Siegenthaler, W. (Hsg.): Klinische Pathophysiologie. Thieme-Verlag, Stuttgart, 1994, 131-156), ohne daß eine zusätzliche genetische Prädisposition bestehen soll. Diese Personen haben also eine gute Chance, allein mit nichtmedikamentöser Therapie zurecht zu kommen. Insbesondere sind das die Patienten, bei denen die Serum-Cholesterol-Werte nur mäßig erhöht sind. Eine gute Effektivität ist auch bei den LDL-Hypercholesterolämien mit polygener Ursa-

che (das sollen weitere 40 % sein) zu erwarten. Die meisten Formen der Hypertriglyzeridämien müssen ebenfalls als diätsensibel eingestuft werden. Bei vorwiegend genetisch determinierten Stoffwechselerkrankungen (z. B. bei familiärer Hypercholesterolämie), die zwar bezüglich ihres Gefährdungsgrades schwerwiegend sind, jedoch selten auftreten, ist der Erfolg der nichtmedikamentösen Therapie gering.

Intervention	Hauptauswirkung auf den Lipidstatus		
	LDL-Cholesterol	Triglyzeride	HDL-Cholesterol
Verringerte Aufnahme gesättigter Fette	↓		
Verringerte Cholesterolaufnahme	↓		
Verringerung des Körpergewichtes	↓	↓	↑
Verstärkte körperliche Aktivität	↓	↓	↑
Das Rauchen aufgeben			↑

Tab. 6.15: Empfehlenswerte Veränderungen der Lebensgewohnheiten und Einfluß auf den Lipidstatus (G. Assmann und P. Cullen für die Nationale Cardiovaskuläre Initiative: Erkennung und Behandlung von Fettstoffwechselstörungen - Aktuelle Empfehlungen für die Betreuung von Patienten in der Praxis. Beilage zum Deutschen Ärzteblatt, Heft 51/52-1995).

Der Effekt jeder Kostumstellung hängt nicht zuletzt auch von der Art der Vorernährung ab. Gelingt es, einen jungen Mann von seinem exzessiven Bierkonsum wegzubringen, so sind nachhaltige Triglyzeridsenkungen möglich. Für die Beeinflussung der LDL-Cholesterol-Konzentrationen sind bei guter Compliance durchschnittliche Senkungen um 10 % erreichbar. Man kann in vielen Fällen den Effekt der Lebensstiländerung zunächst über mindestens 3 Monate abwarten, ehe man sich zu einer zusätzlichen medikamentösen Therapie entschließt. Bei Hochrisikopatienten muß dieser Zeitraum allerdings oft stark verkürzt werden. Die nichtmedikamentöse Therapie ist für jedes Lebensalter geeignet, sie kann auch für Kinder empfohlen werden. Es sollte angestrebt werden, daß sich die gesamte Familie der Fettstoffwechselpatienten auf die gesündere Lebensweise umstellt. Die heutigen Empfehlungen sind als absolut nebenwirkungsfrei anzusehen.

Für Hochrisikopatienten muß eine Kombination von Ernährungsumstellung und physischem Training angestrebt werden.

Klinische Pharmakologie der Statine

7. Klinische Pharmakologie der Statine

7.1. Verfügbare Substanzen

1987 wurde der erste spezifische Hemmer der Cholesterolbiosynthese, das aus dem Schimmelpilz Aspergillus terreus isolierte Lovastatin, in den USA zugelassen. Nach ihrem Angriffspunkt wurde diese mittlerweile sechs verschiedene Wirkstoffe umfassende Gruppe zunächst HMG-CoA-Reduktasehemmer, dann auch Cholesterol-Synthese-Enzym (CSE) - Hemmer bzw. - nach der allen Wirkstoffnamen gemeinsamen Endung - **Statine** genannt.

7.2. Wirkungsmechanismus der Statine

7.2.1. Wirkung der Statine auf den Lipidstoffwechsel

- Kompetitive Hemmung der HMG-CoA-Reduktase
- Verminderung der Cholesterolbiosynthese in der Leber

- Vermehrung der LDL-Rezeptoren auf der Leberzelle
- Modifikation der Lipoproteinzusammensetzung

Fast alle Zellen des Menschen können Cholesterol aus aktivierter Essigsäure (Acetyl-CoA) synthetisieren. Eine besondere Bedeutung besitzt diese Biosynthese in den Leberzellen. Sie umfaßt mehrere Zwischenschritte, wobei der geschwindigkeitsbestimmende die enzymatische Reduktion von 3-Hydroxy-3-methylglutaryl-Coenzym A (HMG-CoA) zu Mevalonat ist. Im Sinne einer negativen Rückkopplung können die nachfolgenden Syntheseprodukte das Ausmaß der Cholesterol-Neusynthese über dieses Schlüsselenzym herabsetzen. Die Enzymaktivität der HMG-CoA-Reduktase kann im Rahmen dieser Regulation um mehr als das Fünfzigfache variieren. Die Cholesterolbiosynthese unterliegt einem zirkadianen Rhythmus und hat in der Nacht die höchste Aktivität.

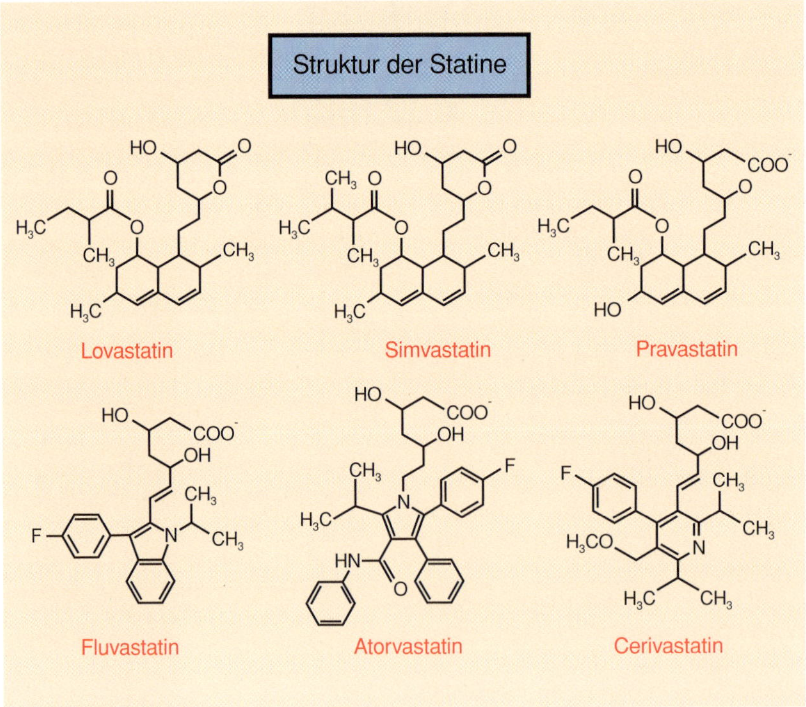

Abb. 7.1: Struktur der Statine.

Wirkstoff	Handelsname	Dosierungsbereich pro Tag	Empfohlene Anfangsdosierung
Atorvastatin	Sortis®	10-80 mg	10 mg
Cerivastatin	LIPOBAY®, Zenas®	0,1-0,3 mg	keine
Fluvastatin	Cranoc®, LOCOL®	20-80 mg	40 mg
Lovastatin	Mevinacor®	10-80 mg	20 mg
Pravastatin	Liprevil®, Mevalotin®, Pravasin®	5-40 mg	10 mg
Simvastatin	Denan®, Zocor®	5-80 mg	10 mg

Tab. 7.1: Übersicht über die im Handel befindlichen Statine.

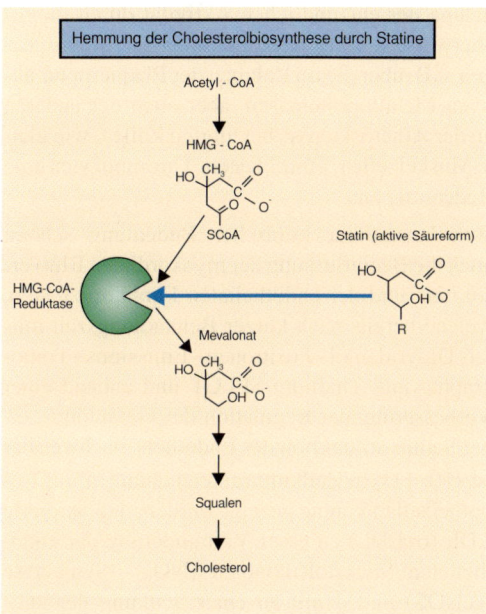

Abb. 7.2: Hemmung der Cholesterolbiosynthese durch Statine.

Die Statine bzw. ihre aktiven Metaboliten hemmen reversibel und kompetitiv die HMG-CoA-Reduktase. Aufgrund ihrer Strukturähnlichkeit konkurrieren sie mit dem normalen Substrat HMG-CoA um die Bindungsstelle am Enzym, binden mit hoher Affinität spezifisch an das aktive Zentrum, reagieren aber nicht. Dadurch wird die Konzentration des freien, für die Substratbindung verfügbaren Enzyms erniedrigt. Die Hemmung des Schlüsselenzyms der Cholesterolbiosynthese führt zu einer Abnahme der intrazellulären Cholesterolkonzentration. Kompensatorisch wird über eine Geninduktion die Neusynthese und Expression von LDL-Rezeptoren an der Zelloberfläche gesteigert, wodurch eine vermehrte Aufnahme zirkulierender LDL in die Zelle ermöglicht wird. Dosisabhängig führt der vermehrte rezeptorvermittelte LDL-Katabolismus so zu der gewünschten Abnahme der Plasmacholesterolkonzentration. Die Hemmung der Cholesterolsynthese wird allerdings durch eine gegenregulatorische Neusynthese der HMG-CoA-Reduktase teilweise ausgeglichen [1–3]. Daher werden auch Produkte des gleichen Stoffwechselweges, wie z.B. die Sexualhormone, nicht beeinträchtigt. Welche Bedeutung die Hemmung der HMG-CoA-Reduktase außerhalb der Leber hat, ist zur Zeit noch Gegenstand von Untersuchungen. Auch bei Patienten mit homozygoter familiärer Hypercholesterolämie und nachgewiesen fehlender LDL-Rezeptoraktivität konnte überraschenderweise eine zum Teil deutliche Absenkung des Serumcholesterolspiegels gemessen werden [4]. Dies deutet darauf hin, daß neben der LDL-Rezeptorvermehrung an der Zelloberfläche weitere Mechanismen wesentlich zur LDL-Cholesterolreduktion beitragen. Die Verminderung der VLDL-Sekretion durch die Leber im Rahmen der reduzierten Cholesterolsynthese scheint für die Gesamtwirkung nur eine untergeordnete Rolle zu spielen.

Durch molekularbiologische Untersuchungen konnte der Wirkungsmechanismus der Statine in den letzten Jahren näher charakterisiert werden. Mehrere in den Cholesterolmetabolismus involvierte Gene, wie z.B. das LDL-Rezeptorgen, aber auch die Gene für die HMG-CoA-Synthase, HMG-CoA-Reduktase, Farnesyl-Pyrophosphat-Synthase und die Squalen-Synthase, enthalten ein Sterol Responsive Element (SRE-1) als regulatorische Sequenz. Es sind derzeit zwei verschiedene Transkriptionsfaktoren, die Sterol Responsive Element Binding Proteins (SREBP) 1 und 2, bekannt, die an diese DNA-Sequenz im Promotorbereich der Zielgene binden und die Transkription dieser Gene stimulieren [5]. Diese Proteine sind membrangebunden im endoplasmatischen Retikulum lokalisiert. Kommt es zu einer Abnahme des intrazellulären Sterolgehalts, so werden Proteasen (Site-1 bzw. -2 Protease) aktiviert, die die Transkriptionsfaktoren spalten. Ein 68 kDa großes Protein wandert in den Zellkern und bindet dort an das SRE des Zielgens. Diese Protein-DNA-Wechselwirkung führt zu einer Aktivierung des betreffenden Gens und in der Folge zu einer vermehrten Synthese des entsprechenden Proteins, wie z.B. von LDL-Rezeptoren. Neuere Untersuchungen ergaben, daß die SREBP´s außer der Cholesterolsynthese und Endozytose von LDL auch die Transkription von Genen weiterer Stoffwechselwege regulieren [6]. Hierzu gehören z.B. die Fettsäuresynthese, die Desaturierung von Fettsäuren und die Triglyzeridsynthese. Auch in Adipozyten und bei der Aktivierung von Metalloproteinasen, denen eine Bedeutung bei der Plaqueruptur zugeschrieben wird, scheinen SREBP´s eine Rolle zu spielen.

7.2.2. Potentielle pleiotrope Effekte der Statine

- Verbesserung der endothelialen Dysfunktion
- Stabilisierung atherosklerotischer Plaques
- Antiinflammatorische Effekte
- Reduktion und Stabilisierung des Lipidkerns
- Verstärkung der fibrösen Kappe
- Reduktion der thrombogenen Reaktion
- Beeinflussung hämorheologischer Parameter

In großen prospektiven Therapiestudien mit Statinen konnte eine Verminderung der kardiovaskulären Ereignisse sowohl in der Primär- als auch in der Sekundärprävention eindrucksvoll belegt werden (s. Kap. 8.2.). Auffallend ist aber, daß eine positive Wirkung von Statinen bereits nach wenigen Wochen Therapiedauer nachzuweisen ist. Und auch bei längerer Behandlungsdauer reicht die dokumentierte morphologische Regression der Plaques von 1 - 1,5 %, entsprechend etwa 0,01 mm des Gefäßlumens kaum aus, um die beobachtete Verminderung kardiovaskulärer Ereignisse zu erklären [7]. Darüber hinaus konnte in post-mortem und seriellen Angiographie-Studien gezeigt werden, daß etwa zwei Drittel der für eine instabile Angina

oder einen Myokardinfarkt verantwortlichen Läsionen einen Stenosegrad von unter 50 % aufweisen [8, 9]. Dies führte zu der neuen Sichtweise, daß nicht allein ein einzelner Stenosegrad, sondern vielmehr die Zahl und Struktur von atherosklerotischen Plaques für die Prognose entscheidend sind (vergleiche hierzu Kapitel 3.). So scheint ein wesentlicher Effekt der Statintherapie die Veränderung der qualitativen Zusammensetzung im Sinne einer Stabilisierung vulnerabler Plaques zu sein. Hierbei kommt wahrscheinlich vor allem der Reduktion des relativ großen Lipidkerns und der Abnahme der entzündlichen Aktivität durch möglicherweise direkte Beeinflussung der Makrophagen, z.B. über die im Rahmen der Plaqueruptur aktiven Metalloproteinasen, aber auch der anderen an der Atherosklerose beteiligten Zellen, wie glatte Muskelzellen, Fibroblasten, Thrombozyten eine Bedeutung zu.

Von besonderer klinischer Bedeutung scheint auch die Beeinflussung der myokardialen Blutversorgung und der endothelialen Funktion zu sein, welche bereits nach kurzer Behandlungszeit mittels Dipyridamol - Positronen - Emissions - Tomographie und Thallium-SPECT und anhand einer Verbesserung der Regulation des Gefäßtonus, einer Schlüsselfunktion des Endothels, nachweisbar ist [10, 11]. In Zellkulturuntersuchungen mit Endothelzellen konnte gezeigt werden, daß oxidierte LDL (oxLDL) zu einer Verminderung der endothelialen Stickstoffmonoxid (NO) - Synthetase (ecNOS) und damit zu einer Senkung der antiatherogenen Aktivität von NO führt [12]. Diese Hemmung der ecNOS durch oxLDL wird durch eine Behandlung mit z.B. Lovastatin oder Simvastatin aufgehoben. Darüber hinaus konnte eine von LDL unabhängige, dosis- und zeitabhängige Aktivitätszunahme der ecNOS sowie eine Hemmung der Endothelinbildung unter Statintherapie nachgewiesen werden [13]. In Makrophagen wird durch Fluvastatin ein wichtiger Mediator der Blutgerinnung, der tissue factor, inhibiert und durch Simvastatin die Produktion des Sauerstoffradikals Superoxid gehemmt. Darüber hinaus konnten Einflüsse auf die Zellproliferation wie die Blockade von p21ras, einem wichtigen Regulator, und die Induktion einer Progression des Zellzyklus von der G1- zur S-Phase in vitro nachgewiesen werden.

Zu weiteren klinischen Aspekten der pleiotropen Wirkungen der Statine wird auf das Kapitel 8. verwiesen.

7.3. Beeinflussung der Serumlipide durch Statine

* Starke Absenkung der LDL-Cholesterol-Konzentration
* Mäßige Absenkung der Triglyzerid-Konzentration
* Leichte Anhebung der HDL-Cholesterol-Konzentration
* Kein Einfluß auf den Lipoprotein (a) - Spiegel

Die Statine sind die potentesten Medikamente zur Absenkung des LDL-Cholesterols, die uns derzeit zur Verfügung stehen. Da die Cholesterolbiosynthese einem zirkadianen Rhythmus mit einem Maximum gegen Mitternacht unterliegt, ist der cholesterolsenkende Effekt fast aller Statine bei einer abendlichen Gabe ausgeprägter. Steady-state-Plasmakonzentrationen der Gesamtinhibitoren werden in der Regel zwischen dem 2. und 3. Tag nach Therapiebeginn erreicht. Die maximale Wirkung tritt nach 4-6 Wochen ein. Nach Absetzen der Statine kehrt die Serumcholesterolkonzentration innerhalb von 4-6 Wochen zum Ausgangswert zurück. Für alle Statine gilt, daß sich in der Relation die größten LDL-Cholesterol-Reduktionen bezogen auf die Tagesdosis mit kleinen Dosen erreichen lassen, während bei höheren Dosierungen eine langsame Plateaubildung der Dosis-Wirkungs-Kurve eintritt.

Vergleichende Untersuchungen zur Effizienz aller sechs Statine liegen bisher nicht vor. Unter Effizienz verstehen wir dabei die mit maximaler therapeutischer Dosis erreichbare Lipidspiegelbeeinflussung. Tabelle 7.2 stellt eine Übersicht über die Effizienz der im Handel befindlichen Statine aufgrund publizierter Placebo-kontrollierter mittelfristiger Studien dar.

Die Effekte der Statine auf die *HDL-Cholesterol*-Konzentration sind deutlich weniger ausgeprägt als die auf das LDL-Cholesterol. Bei allen Statinen zeigt sich unter der Therapie ein Anstieg des HDL-Cholesterols um 2 - 14 % (Tab. 7.2).

Den Serumspiegel der *Triglyzeride* senken alle Statine dosisabhängig ab. In vergleichenden Untersuchungen wurden die stärksten Absenkungen unter Atorvastatin beobachtet, sowohl bei Patienten mit einer Hypercholesterolämie als auch bei Patienten mit einer primären Hypertriglyzeridämie. Der Pathomechanismus hierfür ist nicht aufgeklärt. Ein Zusammenhang mit der ebenfalls stärkeren LDL-Cholesterol-Absenkung durch dieses Statin ist wahrscheinlich.

Die Serumkonzentrationen von *Lipoprotein (a)* ändert sich weder unter einer kurzfristigen noch unter einer langfristigen Therapie mit Statinen wesentlich.

Hämorheologische Parameter spielen eine wesentliche Rolle in der Pathogenese atherosklerotischer Erkrankungen. So ist eine erhöhte *Fibrinogen*-Konzentration ein starker und unabhängiger Risikofaktor. Die aus vergleichenden Studien vorliegenden Daten zur Auswirkung der einzelnen Statinen auf den Fibrinogen-Spiegel sind sehr widersprüchlich und reichen von leichter Absenkung, z.B. unter Pravastatin, bis zu einem deutlichen Anstieg unter Atorvastatin (bis 44 %), der aber in anderen Untersuchungen nicht nachweisbar war. Unter Cerivastatin wurde keine Fibrinogenerhöhung beobachtet. Möglicherweise sind diese diskrepanten Ergebnisse durch unterschiedliche Meßbedingungen für das Fibrinogen und unterschiedliche Ausgangswerte erklärbar. Weitere vergleichende

Wirkstoffe	LDL-Cholesterol	HDL-Cholesterol	Triglyzeride
Atorvastatin (10-80 mg)	- 41 - 61 %	+ 7 - 13 %	- 14 - 45 %
Cerivastatin (0,1-0,3 mg)	- 22 - 33 %	+ 5 - 9 %	- 11 - 22 %
Fluvastatin (40-80 mg)	- 29 - 37 %	+ 2 - 8 %	- 7 - 10 %
Lovastatin (10-80 mg)	- 19 - 39 %	+ 4 - 13 %	- 11 - 27 %
Pravastatin (10-40 mg)	- 23 - 34 %	+ 6 - 14 %	- 9 - 25 %
Simvastatin (5-40 mg)	- 21 - 45 %	+ 5 - 12 %	- 4 - 19 %

Tab. 7.2: Dosisabhängige Effekte der Statine auf die Serumlipide (Angabe in Prozent der Änderung in Abhängigkeit vom Ausgangswert) entsprechend publizierten Studien und Fachinformationen.

Untersuchungen müssen die Frage klären, ob die einzelnen Statine, neben der Beeinflussung der Serumlipide, hämorheologische Parameter, wie z.B. den Fibrinogenspiegel, die Fibrinolyse oder die Blutviskosität, in unterschiedlicher Weise modifizieren.

7.4. Synergistische Wirkung einer Kombination mit Gallensäure-Ionenaustauschern

Die Ionenaustauscherharze Colestyramin und Colestipol binden Gallensäuren, indem sie diese gegen Chloridionen austauschen. Die Bindung ist irreversibel und pH-unabhängig. Die Gallensäuren werden dadurch dem enterohepatischem Kreislauf entzogen und mit dem Stuhl eliminiert. Der fehlende Rücktransport zur Leber führt zu einer verminderten Gallensäurenkonzentration in der Leber, die in der Folge eine vermehrte Expression von LDL-Rezeptoren an der Zelloberfläche stimuliert und die Cholesterol-Neusynthese aktiviert. Die Konversion des Cholesterol zu Gallensäuren erfolgt über die 7α-Hydroxylase. Die Unterbrechung des enterohepatischen Gallensäurekreislaufs führt allerdings auch zu einer Aktivierung der Triglyzeridsynthese in der Leber. In der Folge werden große, triglyzeridreiche VLDL-Partikel produziert und sezerniert. Der Plasmatriglyzeridspiegel kann, insbesondere bei vorher erhöhten Triglyzeridwerten, erheblich ansteigen.

Wirkstoff	Handelsname	Dosierungsbereich pro Tag
Colestyramin	• Colestyramin-ratiopharm® • Colestyramin Stada® • colestyr von ct® • Lipocol-Merz® Kautbl. • Quantalan® 50 • Vasosan P/-S®	4-32 g
Colestipol	• Cholestabyl® • Colestid®	5-30 g

Tab. 7.3: Übersicht über die im Handel befindlichen Gallensäure-Ionenaustauscher.

Statine und Gallensäure-Ionenaustauscher ergänzen sich sehr gut in ihren Angriffspunkten an Darm und Leber. Durch die Gallensäurebindung im Darm muß die Leber vermehrt Cholesterol in Gallensäuren umwandeln. Die kompensatorisch aktivierte Cholesterol-Neubildung wird durch die Statine gemindert. Beide Substanzen bewirken eine vermehrte LDL-Rezeptorexpression an der Zelloberfläche, wodurch mehr zirkulierende LDL-Partikel aus dem Blut aufgenommen werden können. In mehreren Untersuchungen erwies sich eine Kombinationsbehandlung eines Statins mit einer geringen Menge eines Ionenaustauscherharz als stärker cholesterolsenkend als eine alleinige Verdopplung der Statindosis [14–16]. Dosisabhängig können LDL-Cholesterolreduktionen bis etwa 60 % erzielt werden.

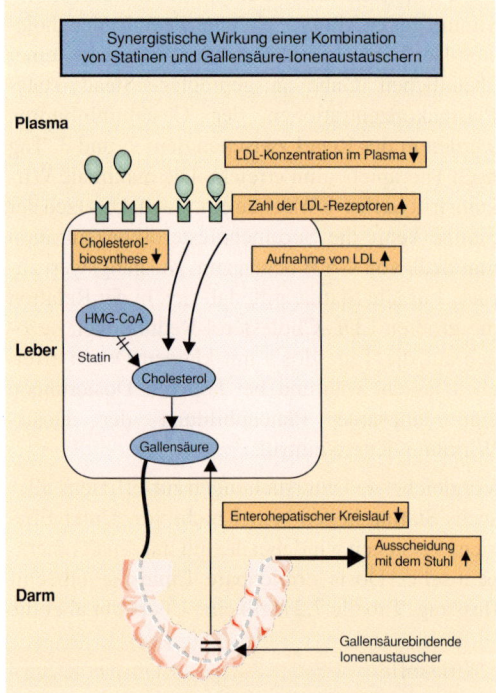

Abb. 7.3: Synergistische Wirkung einer Kombination von Statinen und Gallensäure-Ionenaustauschern.

Die Ionenaustauscherharze werden im Darm weder verstoffwechselt noch resorbiert. Alle Statine sollten - wie auch fast alle anderen Medikamente - mindestens 1 Stunde vor oder 4 Stunden nach der Gabe von Ionenaustauscherharzen verabreicht werden, um eine Bindung an das Harz zu vermeiden.

7.5. Spezielle Eigenschaften der einzelnen Statine

Alle Statine wirken über eine kompetitive Hemmung der HMG-CoA-Reduktase, dem Schlüsselenzym der Cholesterolbiosynthese. Bisher gibt es keine sicheren Belege, daß die einzelnen Wirkstoffe bei gleicher Absenkung des LDL-Cholesterols unterschiedlich effektiv hinsichtlich der Atherosklerosprävention sind. Auch bezüglich einer differenten, über die Lipidsenkung hinausgehenden Wirksamkeit im Sinne der pleiotropen Effekte liegen bisher keine ausreichenden vergleichenden Untersuchungen vor. Die einzelnen Substanzen weisen jedoch strukturelle Unterschiede auf, welche die Pharmakokinetik und - über die involvierten Metabolisierungssysteme - Wechselwirkungen mit anderen Pharmaka beeinflussen. Eine besondere Bedeutung kommt dabei dem Cytochrom P 450 (CYP) zu. Es handelt sich um eine Gruppe von mehr als 20 Isoenzymen, die Elektronen von geeigneten Substraten auf Sauerstoff übertragen (Monooxygenasen). Prosthetische Gruppe ist eine Eisenporphyrinverbindung (Häm), die als Redox-System fungiert. Die Spezifität gegenüber bestimmten Substraten hängt in den meisten Fällen von der Substratkonzentration ab. Je höher die Substratkonzentration, desto mehr Isoenzyme werden an der Umsetzung dieses Substrats beteiligt. Arzneimittelwechselwirkungen können durch eine Änderung der Substratkonzentration auftreten, wenn Substanzen gemeinsam eingenommen werden, die durch dasselbe Isoenzym metabolisiert werden oder die Enzymaktivität induzieren bzw. inhibieren. Das wichtigste Isoenzym dieser Gruppe ist das CYP 3A4, das 60 % der Leber- und 70 % der Darm - CYP - Isoenzyme stellt und für die Metabolisierung zahlreicher Arzneimittel verantwortlich ist. Durch CYP 3A4 werden z.B. Calciumantagonisten (wie Nifedipin, Verapamil, Diltiazem), Immunsuppressiva (wie Cyclosporin), Antidepressiva (wie Nefazodon), Hormone (wie Ethinylestradiol, Testosteron) und Sildenafil metabolisiert. Induktoren sind z.B. Rifampicin und Phenobarbital, Inhibitoren unter anderem Azolantimykotika (wie Ketoconazol, Itraconazol), Cyclosporin und Makrolidantibiotika (wie Erythromycin, Clarithromycin), aber auch das Naringenin aus der Grapefruit. Bei einer gemeinsamen Gabe kann der Plasmaspiegel der Statine ansteigen, und

in der Folge können unerwünschte Arzneimittelwirkungen wie Myopathien häufiger auftreten. Über das Isoenzym 2C9 werden Arzneimittel wie z.B. Diclofenac, Ibuprofen, Losartan, Warfarin, Phenytoin, Tolbutamid metabolisiert. Bei einer Interferenz mit z.B. Fluvastatin kann es zu einem Anstieg der Plasmaspiegel der o.g. Substanzen kommen. Eine weitere Möglichkeit von Arzneimittelwechselwirkungen besteht bei einer hohen Plasmaeiweißbindung, da eine gegenseitige Verdrängung eintreten kann.

Nicht alle der aufgrund der gemeinsamen Metabolisierungswege denkbaren Interaktionen scheinen auch eine klinische Bedeutung zu besitzen. Bekannte klinisch relevante Wechselwirkungen mit anderen Substanzen werden bei den einzelnen Wirkstoffen aufgeführt. Vorteilhaft wäre bei notwendiger medikamentöser Mehrfachbehandlung eventuell der Einsatz von Statinen, die andere Metabolisierungswege aufweisen oder mit sehr geringen Wirkstoffmengen auskommen.

7.5.1. Atorvastatin

7.5.1.1. Pharmazeutische Zubereitung

- Sortis®, Tabletten zu 10 mg und 20 mg

7.5.1.2. Dosierung

- 10-80 mg/Tag als Einzeldosis unabhängig von der Tageszeit
- Empfohlene Anfangsdosierung: 10 mg

7.5.1.3. Allgemeines

Atorvastatin wurde 1997 neu eingeführt. Es handelt sich um ein synthetisches, enantiomerenreines Statin. Nach den vorliegenden Studien läßt sich unter der Maximaldosierung dieses Statins die stärkste Absenkung des LDL-Cholesterols erreichen.

7.5.1.4. Pharmakokinetik

Atorvastatin wird in der aktiven Form gegeben. Die ortho- und parahydroxylierten Derivate sind in ihrer Hemmwirkung äquivalent. Die Substanz unterliegt einem First-pass-Metabolismus in der Leber.

- **Resorption aus dem Gastrointestinaltrakt:** 98 %; proportionaler Anstieg mit der Wirkstoffdosis. Keine Beeinflussung durch gleichzeitige Nahrungsaufnahme

- **Bioverfügbarkeit:** circa 12 %

- **Maximale Plasmakonzentration:** Nach 1-2 Stunden. Die Plasmaeiweißbindung beträgt mehr als 98 %

- **Plasma-Halbwertszeit:** Für Atorvastatin circa 14 Stunden, für die aktiven Metaboliten 20 - 30 Stunden

- **Metabolismus/Exkretion:** Atorvastatin wird durch Cytochrom P 450 3A4 zu pharmakologisch aktiven ortho- und parahydroxylierten Derivaten und verschiedenen ß-Oxidationsprodukten metabolisiert. Die Ausscheidung erfolgt hauptsächlich über die Galle. Ein signifikanter enterohepatischer Kreislauf scheint nicht vorzuliegen. Die renale Elimination liegt unter 2 %

- **Dosisanpassung bei Niereninsuffizienz:** Nicht erforderlich

7.5.1.5. Wechselwirkungen mit anderen Mitteln

Aufgrund der Metabolisierung über das Cytochrom P 450 3A4 sollte die gleichzeitige Verordnung von Wirkstoffen, die dieses Isoenzym inhibieren, wie Cyclosporin, Makrolidantibiotika und Antimykotika vom Azol-Typ, nur mit Vorsicht erfolgen. Ein erhöhtes Risiko, eine Myopathie zu entwickeln, könnte außerdem bei gleichzeitiger Therapie mit Fibraten oder Nikotinsäure bestehen. *Bei gleichzeitiger Cyclosporintherapie* sollte Atorvastatin nur mit Vorsicht angewandt werden. Bei gleichzeitiger Behandlung mit Digoxin erhöht sich die Plasmakonzentration von Digoxin um ca. 20 %. Die gleichzeitige Einnahme von oralen Kontrazeptiva führt zu einem Anstieg von Norethisteron und Ethinyl-Estradiol.

7.5.2. Cerivastatin

7.5.2.1. Pharmazeutische Zubereitung

- LIPOBAY®, Zenas®, Tabletten zu 0,1 mg, 0,2 mg, 0,3 mg

7.5.2.2. Dosierung

- 0,1 - 0,3 mg/Tag als Einzeldosis am Abend

7.5.2.3. Allgemeines

Cerivastatin wurde 1997 neu eingeführt. Es handelt sich um ein synthetisches, enantiomerenreines Statin. Es besitzt eine sehr hohe Affinität zur HMG-CoA-Reduktase. Die *in vitro* Enzyminhibition ist im Vergleich zu Lovastatin etwa 100fach stärker. Daher ist eine Dosierung im Mikrogrammbereich ausreichend.

7.5.2.4. Pharmakokinetik

Cerivastatin wird als aktive Substanz aufgenommen. Beim Menschen sind die Demethylierung der Benzylmethylether-Gruppe und die Hydroxylierung einer Methylgruppe am 6-Isopropyl-Substituenten von vergleichbarer Bedeutung. Es entstehen drei Metaboliten mit einer zum Cerivastatin äquivalenten Hemmwirkung. Ausgeprägter First-pass-Metabolismus.

- **Resorption aus dem Gastrointestinaltrakt:** schnell und nahezu vollständig; keine Beeinflussung durch eine gleichzeitige Nahrungsaufnahme

- **Bioverfügbarkeit:** circa 60 %

- **Maximale Plasmakonzentration:** 2-3 Stunden nach Verabreichung der Dosis. Die Plasmaeiweißbindung beträgt mehr als 99 %

- **Plasma-Halbwertszeit:** 2 - 3 Stunden

- **Metabolismus/Exkretion:** Metabolisierung über das Cytochrom P-450 Isoenzym 3A4 und andere Isoenzyme. 70 % der verabreichten Menge werden als Metaboliten mit den Faeces, 30 % mit dem Urin ausgeschieden. Weniger als 2 % der Wirksubstanz werden unverändert ausgeschieden

- **Dosisanpassung bei Niereninsuffizienz:** Bei mittelschwerer bis schwerer Nierenerkrankung sollte eine Tagesdosierung von 0,2 mg nicht überschritten werden

7.5.2.5. Wechselwirkungen mit anderen Mitteln

Aufgrund der Metabolisierung über das Cytochrom P 450 3A4 sollte die gleichzeitige Verordnung von Wirkstoffen, die dieses Isoenzym inhibieren, wie Erythromycin, Itraconazol, Cyclosporin, zurückhaltend und mit Vorsicht erfolgen. Ein erhöhtes Risiko, eine Myopathie zu entwickeln, besteht außerdem bei gleichzeitiger Therapie mit Fibraten oder Nikotinsäure. *Bei gleichzeitiger Cy-*

closporintherapie ist ein Anstieg des Cerivastatin-spiegels auf das 3 - 5fache bei unbeeinflußtem Cyclosporinspiegel möglich.

7.5.3. Fluvastatin

7.5.3.1. Pharmazeutische Zubereitung

* Cranoc®, LOCOL®, Kapseln zu 20 mg und 40 mg

7.5.3.2. Dosierung

* 20 - 80 mg/Tag. Bis 40 mg als abendliche Einzeldosis, bei 80 mg Aufteilung der Dosis auf je 40 mg morgens und abends
* Empfohlene Anfangsdosierung: 40 mg

7.5.3.3. Allgemeines

Fluvastatin wurde 1993 zugelassen und ist das erste vollsynthetisch hergestellte Statin. Es liegt als Racemat vor, von dem nur ein Enantiomer für die pharmakologische Wirkung verantwortlich ist. Im Vergleich entspricht die LDL-Cholesterolsenkung unter 40 mg Fluvastatin etwa derjenigen von 20 mg Lovastatin.

7.5.3.4. Pharmakokinetik

Eingenommen wird die aktive Substanz. Im Blut zirkulieren v.a. diese und der pharmakologisch inaktive Metabolit N-Desisopropylpropionsäure. Die hydroxylierten Metaboliten sind pharmakologisch aktiv, zirkulieren jedoch nicht im Blut. Hoher First-pass-Effekt.

* **Resorption aus dem Gastrointestinaltrakt:** 98 %; nach einer Mahlzeit wird der Wirkstoff langsamer resorbiert
* **Bioverfügbarkeit:** circa 19 - 24 %, mit steigender Dosis nicht linear zunehmend
* **Maximale Plasmakonzentration:** 0,5 - 1 Stunden nach Verabreichung der Dosis. Die Plasmaeiweißbindung beträgt mehr als 98 %
* **Plasma-Halbwertszeit:** 1,4 - 3,2 Stunden
* **Metabolismus/Exkretion:** Metabolisierung überwiegend von dem Cytochrom P 450 - Isoenzym (CYP) 2C9, in geringerem Ausmaß über CYP 2D6 und CYP 3A4. Eine Interaktion mit Arzneistoffen, die über das Isoenzym CYP 3A4 metabolisiert werden, ist nicht zu erwarten. Weniger als 2 % werden als Fluvastatin eliminiert.

93 % der Dosis werden nach einer oralen Gabe mit den Faeces ausgeschieden, etwa 6 % der Dosis werden renal eliminiert

* **Dosisanpassung bei Niereninsuffizienz:** Bei leichter und mittlerer Einschränkung der Nierenfunktion in der Regel nicht erforderlich

7.5.3.5. Wechselwirkungen mit anderen Mitteln

Eine Vorbehandlung mit Rifampicin führt zu einer Reduktion der Serum-Fluvastatin-Spiegel um etwa 50 %. Myopathien wurden beobachtet bei Patienten, die gleichzeitig mit Gemfibrozil, Nicotinsäure, Erythromycin oder Immunsuppressiva wie Cyclosporin behandelt wurden. **Bei Cyclosporintherapie** sollten der Nutzen und das Risiko einer gleichzeitigen Behandlung mit Fluvastatin sorgfältig abgewogen werden. In Studien wurde Fluvastatin bei nierentransplantierten Patienten bis 40 mg/Tag mit guter Verträglichkeit eingesetzt.

7.5.4. Lovastatin

7.5.4.1. Pharmazeutische Zubereitung

* Mevinacor®, Tabletten zu 10 mg, 20 mg, 40 mg (mit Bruchrille)

7.5.4.2. Dosierung

* 10 - 80 mg/Tag als Einzeldosis mit dem Abendessen
* Empfohlene Anfangsdosierung: 20 mg

7.5.4.3. Allgemeines

Lovastatin ist ein Fermentationsprodukt von Aspergillus terreus. Als erstes Statin erhielt es 1987 die Zulassung. In einer großen prospektiven Studie zur Primärprävention der koronaren Herzkrankheit (AFCAPS/TexCAPS, 1998) wurde eine gute Effektivität und Verträglichkeit belegt.

7.5.4.4. Pharmakokinetik

Lovastatin liegt als inaktive Vorstufe (Prodrug) vor. Die Konversion des Laktons zu mehreren aktiven Metaboliten erfolgt unmittelbar nach der gastrointestinalen Resorption in der Leber. Die stärkste Wirkung auf die HMG-CoA-Reduktase scheint die ß-Hydroxysäure zu besitzen, eine schwächere Hemmung erfolgt durch das 6-Hydroxyderivat, das 6-Hydroxy-methyl- und das

6-Exomethylenderivat. Lovastatin ist eine lipophile Substanz und unterliegt einem ausgeprägtem First-pass-Metabolismus in der Leber.

- **Resorption aus dem Gastrointestinaltrakt:** circa 30 %; bei Einnahme auf nüchternen Magen beträgt die Plasmakonzentration im Mittel nur 2/3 derjenigen, die bei Einnahme zu einer Mahlzeit gemessen werden
- **Bioverfügbarkeit:** Weniger als 5 % der oralen Dosis gelangen in Form von aktiven Inhibitoren in den systemischen Kreislauf
- **Maximale Plasmakonzentration:** 2 - 4 Stunden nach Verabreichung der Dosis. Lineare Dosisabhängigkeit bis zu einer Dosis von 120 mg. Bei einem Einmal-täglichen-Verabreichungsmodus werden Steady-state-Plasmakonzentrationen der Gesamtinhibitoren zwischen dem 2. und 3. Tag nach Therapiebeginn erreicht. Die maximale Wirkung tritt nach 4-6 Wochen ein. Die Plasmaeiweißbindung von Lovastatin und seinem ß-Hydroxysäure-Metaboliten beträgt mehr als 95 %
- **Plasma-Halbwertszeit:** 1,1 - 1,7 Stunden
- **Metabolismus/Exkretion:** Metabolisierung vorwiegend über das Cytochrom P 450 (CYP) Isoenzym 3A4. 83 % der Dosis werden nach einer oralen Gabe mit den Faeces ausgeschieden (Substanzäquivalente, die in die Galle ausgeschieden werden, und nicht resorbierbare Substanz). Etwa 10 % der Dosis werden renal eliminiert
- **Dosisanpassung bei Niereninsuffizienz:** Nur bei einer erheblich eingeschränkten Nierenfunktion (Kreatininclearance < 30 ml/min) erforderlich. Eine Tagesdosierung über 20 mg sollte dann sorgfältig abgewogen und nur mit entsprechender Vorsicht gegeben werden

7.5.4.5. Wechselwirkungen mit anderen Mitteln

Inzidenz und Schwere einer Myopathie kann erhöht sein bei gleichzeitiger Therapie mit Substanzen, die in Monotherapie Myopathien hervorrufen können, wie Fibrate oder Nikotinsäure > 1 g/Tag. Aufgrund der Metabolisierung über das Cytochrom P 450 3A4 können die folgenden Substanzen zu einem beträchtlichem Anstieg der Plasmaspiegel von Lovastatin führen: Calciumantagonisten vom Tetraloltyp wie Mibefradil, Azol-Anti-

mykotika wie Itraconazol und Ketoconazol, Makrolid-Antibiotika wie Erythromycin und Clarithromycin, das Antidepressivum Nefazodon, Immunsuppressiva wie Cyclosporin. *Bei gleichzeitiger Cyclosporintherapie* sollte eine Tagesdosierung von 20 mg nicht überschritten werden. Bei gleichzeitiger Gabe von Cumarinderivaten kann die Prothrombinzeit verlängert sein.

7.5.5. Pravastatin

7.5.5.1. Pharmazeutische Zubereitung

- Pravasin®, Liprevil®, Mevalotin®, Tabletten zu 5 mg, 10 mg, 20 mg

7.5.5.2. Dosierung

- 5 - 40 mg/Tag als Einzeldosis am Abend
- Empfohlene Anfangsdosierung: 10 mg

7.5.5.3. Allgemeines

Pravastatin ist ein semisynthetisches Analogon von Lovastatin. Es erhielt 1991 die Zulassung. Die Wirkstärke entspricht etwa der des Lovastatins. Mehrere große prospektive Studien belegen eine gute Effektivität und Verträglichkeit in der Primär- und Sekundärprävention der koronaren Herzkrankheit (WOSCOPS, 1995; CARE, 1996; LIPID, 1997). Prospektive Studien bei herz- bzw. nierentransplantierten Patienten zeigten eine gute Verträglichkeit und Effektivität.

7.5.5.4. Pharmakokinetik

Pravastatin wird als aktive Substanz resorbiert, die nur in einem geringen Ausmaß metabolisiert wird. Der Hauptmetabolit, das 3-α-Hydroxyisomer, besitzt nur 1/10 bis 1/40 der HMG-CoA-Hemmwirkung des Pravastatins. Die Substanz ist hydrophil und unterliegt einem First-pass-Metabolismus in der Leber.

- **Resorption aus dem Gastrointestinaltrakt:** circa 34 %; die klinische Wirksamkeit auf die Serumlipide wird durch die Einnahme mit einer Mahlzeit nicht beeinflußt, die in diesem Fall geringere Bioverfügbarkeit ist wohl klinisch bedeutungslos
- **Bioverfügbarkeit:** circa 17 % der unveränderten Substanz

- **Maximale Plasmakonzentration:** 1 - 1,5 Stunden nach Verabreichung der Dosis. Die Plasmaeiweißbindung beträgt circa 50 %
- **Plasma-Halbwertszeit:** 1,5 - 2 Stunden
- **Metabolismus/Exkretion:** Keine relevante Metabolisierung über das Cytochrom P 450 - System. In geringem Ausmaß über CYP 2D6, CYP 3A4 und CYP 2C9. Circa 2/3 der Substanz werden unverändert ausgeschieden. 70 % der Dosis werden nach einer oralen Gabe mit den Faeces ausgeschieden. Etwa 20 % der Dosis werden renal eliminiert
- **Dosisanpassung bei Niereninsuffizienz:** In der Regel nicht erforderlich

7.5.5.5. Wechselwirkungen mit anderen Mitteln

Eine Interaktion mit Arzneistoffen, die über das Isoenzym CYP 3A4 metabolisiert werden, ist nicht zu erwarten. *Bei gleichzeitiger Cyclosporintherapie* sollte eine Tagesdosierung von 20 mg, bei nierentransplantierten Patienten von 10 mg Pravastatin, wegen des erhöhten Risikos für eine Myopathie nicht überschritten werden. In Studien wurden bereits 40 mg Pravastatin bei Herztransplantierten [17] und 20 mg bei Nierentransplantierten [18] mit guter Verträglichkeit eingesetzt.

7.5.6. Simvastatin

7.5.6.1. Pharmazeutische Zubereitung

- Zocor®, Denan®, Tabletten zu 5 mg, 10 mg, 20 mg, 40 mg (mit Bruchrille)

7.5.6.2. Dosierung

- 5 - 80 mg/Tag als abendliche Einzeldosis
- Empfohlene Anfangsdosierung: 10 mg

7.5.6.3. Allgemeines

Simvastatin ist ein semisynthetisches Analogon von Lovastatin, bei dem die Seitenkette modifiziert wurde. Es wurde 1991 zugelassen. Die pharmakologischen Eigenschaften sind denen des Lovastatins sehr ähnlich bei etwa doppelter Wirkstärke. In einer großen prospektiven Studie zur Sekundärprävention der koronaren Herzkrankheit (4S, 1994) wurde eine gute Effektivität und Verträglichkeit belegt.

Parameter	Atorvastatin	Cerivastatin	Fluvastatin	Lovastatin	Pravastatin	Simvastatin
Resorption	98 %	98 %	98 %	ca. 30 % bei Nahrungsaufnahme, Prodrug	ca. 34 %	ca. 60 %, Prodrug
Bioverfügbarkeit	ca. 12 %	ca. 60 %	ca. 24 %	< 5 %	ca. 17 %	< 5 %
Metabolisierung über Cytochrom P 450 - Isoenzyme	+ CYP 3A4	+ CYP 3A4, CYP 2C8	+ CYP 2C9, (CYP 2D6, CYP 3A4)	+ CYP 3A4, (CYP 2C9, CYP 2D6)	- (CYP 3A4, CYP 2C9, CYP 2D6)	+ CYP 3A4, (CYP 2C9, CYP 2D6)
Aktive Metabolite	+	+	-	+	-	+
Löslichkeit	lipophil	hydrophil	hydrophil	lipophil	hydrophil	lipophil
Plasmaeiweißbindung	> 98 %	> 99 %	> 98 %	> 95 %	ca. 50 %	95 %
Plasma-Halbwertszeit Faeces/ Niere	20 - 30 Std. 98 % / < 2 %	2 - 3 Std. 70 % / 30 %	1,4 - 3,2 Std. 93 % / 6 %	1,1 - 1,7 Std. 83 % / 10 %	1,5 - 2 Std. 70 % / 20 %	1,9 Std. 60 % / 13 %

Tab. 7.4: Pharmakokinetik der Statine.

7.5.6.4. Pharmakokinetik

Simvastatin wird als inaktives Lakton eingenommen, das bei der ersten Leberpassage in die aktive ß-Hydroxysäure und vier weitere wirksame Metabolite überführt wird. Die Substanz ist lipophil und unterliegt einem ausgeprägtem First-pass-Metabolismus.

- **Resorption aus dem Gastrointestinaltrakt:** circa 60 %; keine Beeinflussung durch eine gleichzeitige Nahrungsaufnahme
- **Bioverfügbarkeit:** Weniger als 5 % der oralen Dosis ist in Form von aktiven Inhibitoren im systemischen Kreislauf verfügbar.
- **Maximale Plasmakonzentration:** 1,3 - 2,4 Stunden nach Verabreichung der Dosis. Lineare Dosisabhängigkeit bis zu einer Dosis von 120 mg. Die Plasmaeiweißbindung von Simvastatin und seinem ß-Hydroxysäure-Metaboliten beträgt 95 %
- **Plasma-Halbwertszeit:** 1,9 Stunden
- **Metabolismus/Exkretion:** Metabolisierung über das Cytochrom P 450 (CYP) Isoenzym 3A4, zu einem geringeren Teil über CYP 2C9 und CYP 2D6. 60 % der Dosis werden nach einer oralen Gabe mit den Faeces ausgeschieden (Substanzäquivalente, die in die Galle ausgeschieden werden, und nicht resorbierbare Substanz). Etwa 13 % der Dosis werden renal eliminiert (< 0,5 % aktive Metaboliten)
- **Dosisanpassung bei Niereninsuffizienz:** Nur bei einer erheblich eingeschränkten Nierenfunktion (Kreatininclearance < 30 ml/min) erforderlich. Eine Tagesdosierung über 10 mg sollte dann nicht überschritten werden

7.5.6.5. Wechselwirkungen mit anderen Mitteln

Inzidenz und Schwere einer Myopathie kann erhöht sein bei gleichzeitiger Therapie mit Substanzen, die in Monotherapie Myopathien hervorrufen können, wie Fibrate oder Nikotinsäure > 1 g/Tag. Aufgrund der Metabolisierung über das Cytochrom P 450 3A4 können die folgenden Substanzen zu einem beträchtlichem Anstieg der Plasmaspiegel von Simvastatin führen: Calciumantagonisten vom Tetraloltyp wie Mibefradil, Azol-Antimykotika wie Itraconazol und Ketoconazol, Makrolid-Antibiotika wie Erythromycin und Clarithromycin, das Antidepressivum Nefazodon, Immunsuppressiva wie Cyclosporin. *Bei gleichzeitiger Cyclosporintherapie* sollte eine Tagesdosierung von 10 mg nicht überschritten werden. Die gleichzeitige Gabe von Digoxin kann zu einer leichten Erhöhung des Digoxin-Spiegels führen.

Literatur

1. Reihnér E, Rudling M, Ståhlberg D, et al. Influence of pravastatin, a specific inhibitor of HMG-CoA reductase, on hepatic metabolism of cholesterol. N Engl J Med 1990; 323: 224-228.

2. Hagemenas FC, Pappu AS, Illingworth DR. Effects of simvastatin on plasma lipoproteins and cholesterol homeostasis in patients with heterozygous familial hypercholesterolemia. Eur J Clin Invest 1990; 20: 150-157.

3. Goldberg IJ, Holleran S, Ramakrishnan R, et al. Lack of the effect of lovastatin therapy on the parameters of whole-body cholesterol metabolism. J Clin Invest 1990; 86: 801-808.

4. Feher MD, Webb JC, Patel DD, et al. Cholesterol-lowering drug therapy in a patient with receptor-negative homozygous familial hypercholesterolaemia. Atherosclerosis 1993; 103: 171-180.

5. Brown MS, Goldstein JL. The SREBP pathway: regulation of cholesterol metabolism by proteolysis of a membrane-bound transcription factor. Cell 1997; 89: 331-340.

6. Edwards PA, Ericsson J. Signaling molecules derived from the cholesterol biosynthetic pathway: mechanisms of action and possible roles in human disease. Curr Opin Lipidol 1998; 9: 433-440.

7. Walters D, Higginson L, Gladstone P. Effects of monotherapy with an HMG-CoA reductase inhibitor on the progression of coronary artery arteriosclerosis as assessed by serial quantitative arteriography. The Canadian Coronary Intervention Trial. Circulation 1994; 89: 959-968.

8. Brown BG, Zhao X-Q, Sacco BE, Albers JJ. Lipid lowering and plaque regression and new insights into prevention of plaque disruption and clinical events in coronary heart disease. Circulation 1993; 87: 1781-1791.

9. O'Keefe JH Jr, Conn RD, Lavie CJ Jr, Maeman TM. The new paradigm for coronary artery disease: altering risk factors, atherosclerotic plaques, and clinical prognosis. Mayo Clin Proc 1996; 71: 957-965.

10. Gould KL, Marticci JP, Goldberg DI, et al. Short-term cholesterol lowering decreases size and severity of perfusion abnormalities by positron emission tomography after dipyridamole in patients with coronary artery disease. A potential noninvasive marker of healing coronary endothelium. Circulation 1994; 89: 1530-1538.

11. Eichstadt HW, Eskotter H, Hoffman I, et al. Improve-
ment of myocardial perfusion by short-term fluvastatin
therapy in coronary artery disease. Amer J Cardiol 1995;
76: 122-125.

12. Liao JK, Shin WS, Lee WY, Clark SL. Oxidized low-
density lipoprotein decreases the expression of endothelial nitric oxide synthase. J Biol Chem 1995; 270: 319-
324.

13. Laufs U, Böhm M, Liao JK. Neue Erkenntnisse über
die Wirkung von HMG-CoA-Reduktase-Hemmern.
Dtsch med Wschr 1997; 122: 1255-1259

14. Leren TP, Hjermann I, Berg K, et al. Effects of lovastatin alone and in combination with cholestyramine on
serum lipids and apolipoproteins in heterozygotes for familial hypercholesterolemia. Atherosclerosis 1988; 73:
135-141.

15. Mölgard J, Lundh BL, von Schenck H, Olsson AG.
Long-term efficacy and safety of simvastatin alone and
in combination therapy in treatment of hypercholesterolemia. Atherosclerosis 1991; 91: S21-S28.

16. The pravastatin multicenter study group II. Comparative efficacy and safety of pravastatin and cholestyramine alone and combined in patients with hypercholesterolemia. Arch Intern med 1993; 153: 1321-1329.

17. Kobashigawa JA, Katznelson S, Laks H et al. Effect
of pravastatin on outcomes after cardiac transplantation.
N Engl J Med 1995; 333: 621-627.

18. Katznelson S, Wilkinson AH, Kobashigawa JA et al.
The effect of pravastatin on acute rejection after kidney
transplantation - a pilot study. Transplantation 1996; 61:
1469-1474.

Therapeutische Anwendung der Statine

8. Therapeutische Anwendung der Statine

Die Einführung der ß-HMG-Co A Reduktasehemmer oder Statine wird als Meilenstein in der Behandlung der Hypercholesterolämien betrachtet. Sie repräsentieren die neuesten, effektivsten und vielseitigsten Medikamente zur Cholesterolsenkung. Mit ihnen wurden erstmals hochsignifikante Senkungen nicht nur der Infarktinzidenz, sondern auch der Gesamtmortalität erreicht. Darüber hinaus besitzen sie direkte Effekte auf Endothelfunktion und Plaquearchitektur (pleiotrope Wirkungen), die sie auch für die Anwendung bei Schlaganfällen und Angina pectoris sowie bei peripheren arteriellen Durchblutungsstörungen als geeignet erscheinen lassen. Hierzu liegen sowohl kontrollierte Regressionsstudien als auch konsistente Daten von Endpunktstudien für die wichtigsten arteriosklerotischen Komplikationen vor. Die hohe Effizienz bei der Cholesterolsenkung erklärt, warum die Statine von allen Lipidpharmaka die günstigste Kosten / Nutzenbilanz aufweisen. Im folgenden wird an Hand von kontrollierten Studien die Effizienz und Sicherheit dieser Arzneimittelklasse belegt und ihre Anwendung in der klinischen Praxis erläutert.

8.1. Effekte auf die Blutlipide

Die Statine sind die Mittel der ersten Wahl zur Behandlung von Patienten mit erhöhten LDL-Cholesterolwerten und mixed Hyperlipidämien, die durch Ernährungsumstellung, Beseitigung von Übergewicht, physische Konditionierung oder die Therapie eventuell vorhandener Zweiterkrankungen nicht ausreichend korrigiert werden können. Sie sind besonders wirksam bei primären Hypercholesterolämien, aber auch wegen ihrer niedrigen Wirkstoffmenge und guten Einnehmbarkeit, vorteilhaft zur Behandlung multimorbider Patienten mit umfangreicher Komedikation. Die Effizienz der einzelnen Vertreter dieser Substanzklassen bezüglich des LDL-Cholesterols reicht von - 25 % bis - 50 %. Bezüglich der Triglyzeridsenkung hängt diese wesentlich vom Ausgangswert ab (Abb. 8.1).

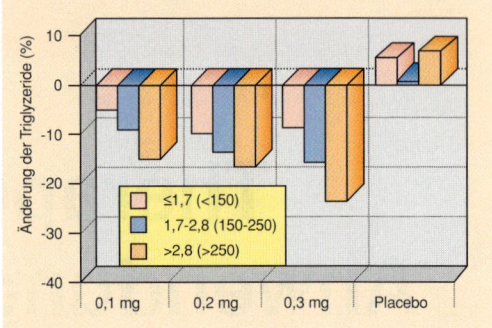

Abb. 8.1: Triglyzerid-Absenkung bei achtwöchiger Cerivastatin-Therapie vs. Placebo [1]. TG-Ausgangswert mmol/ (mg/dl).

Die Triglyzeridsenkung reicht von 10 - 30 % und bleibt auch bei der wirksamsten Substanz, dem Atorvastatin, hinter der durch Fibrate (Bezafibrat, Fenofibrat, Gemfibrozil) zurück, die mit Triglyzeridsenkungen von über 40 % einhergehen. Der HDL-Anstieg unter den verschiedenen Statinen ist nur gering und beträgt im allgemeinen 3 - 8 %.

In der Curves Studie [2] wurde die Effizienz von 5 Statinen (Atorvastatin, Fluvastatin, Lovastatin, Pravastatin, Simvastatin) in einer offenen randomisierten Parallelstudie verglichen. Dabei erwies sich Atorvastatin als das effektivste Medikament (Tab. 8.1) gefolgt von Simvastatin, Lovastatin und Pravastatin.

Die Dosiswirkungsbeziehung für Cerivastatin zeigt Abb. 8.2.

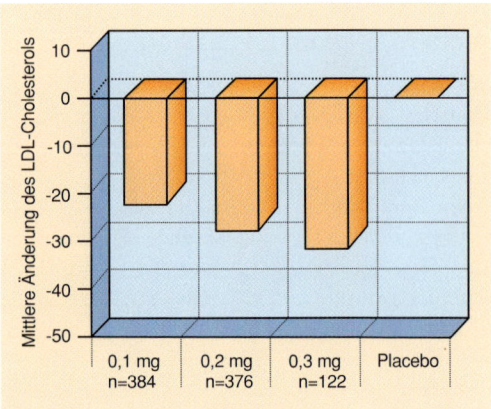

Abb. 8.2: LDL-Cholesterol-Reduktion nach achtwöchiger Therapie mit Cerivastatin vs. Placebo [1].

Therapie-gruppe	Dosis (mg)	Anzahl der Patienten	Mittlere prozentuale Veränderung des LDL-Cholesterols gegenüber dem Ausgangswert	p-Wert beim Vergleich mit 10 mg Atorvastatin	p-Wert beim Vergleich mit 20mg Atorvastatin
Atorvastatin	10	73	-38	Vergleichswert	-
Atorvastatin	20	51	-46	-	Vergleichswert
Atorvastatin	40	61	-51	-	-
Atorvastatin	80	10	-54	-	-
Fluvastatin	20	12	-17	0,0001	0,0001
Fluvastatin	40	12	-23	0,0001	0,0001
Lovastatin	20	16	-29	0,0019	0,0001
Lovastatin	40	16	-31	0,0197	0,0001
Lovastatin	80	11	-48	ns	ns
Pravastatin	10	14	-19	0,0001	0,0001
Pravastatin	20	41	-24	0,0001	0,0001
Pravastatin	40	25	-34	ns	0,0001
Simvastatin	10	70	-28	0,0001	0,0001
Simvastatin	20	49	-35	ns	0,0001
Simvastatin	40	61	-41	ns	0,0083

Tab. 8.1: Vergleich der prozentualen Veränderung des LDL-Cholesterols bei verschiedenen Statinen im Bereich therapeutischer Dosen [2].

Aus der Tatsache, daß Atorvastatin auch teilweise bei homozygoter Hypercholesterolämie wirksam ist, wurde geschlossen, daß es auch direkt die LDL-Synthese hemmt.

Das Lp(a) wird durch die Statine nicht signifikant beeinflußt. Wenig ist bis heute über den Einfluß auf die LDL-Subfraktionen bekannt, insbesondere bezüglich der small dense LDL.

Weitere Effekte auf Risikoindizes

Weder bezüglich Glukosetoleranz bei manifestem Diabetes noch für Fibrinogen und andere Gerinnungsparameter konnten bisher konsistente Daten aus kontrollierten Studien vorgelegt werden, die einen signifikanten Effekt auf diese Risikofaktoren beweisen. Es gibt dagegen erste Hinweise, daß sich unter Statinen die Albuminurie bessert. Dies wird zur Zeit in einer großen prospektiven Studie überprüft.

8.2. Effekte auf kardiovaskuläre Erkrankungen

Bereits frühe prospektive Studien wie die Framingham-Studie konnten einen engen Zusammenhang zwischen Serumcholesterin und koronarer Herzkrankheit herausarbeiten, 40 % der dort aufgetretenen Myokardinfarkte gingen mit Gesamtcholesterolwerten von mindestens 182 mg/dl (4,71 mmol/l) einher [4]. Die Ergebnisse des Multiple Risk Factor Intervention Trial (MRFIT-Studie) mit 12866 über einen Zeitraum von 7 Jahren untersuchten Männern bekräftigten diese Erkenntnisse noch. Im Ergebnis konnten in der Interventionsgruppe (Behandlung der Risikofaktoren: Hypertonie, Hypercholesterolämie und Rauchen) sowohl Koronar- (10,6 %) als auch Gesamtmortalität (7,7 %) signifikant gesenkt werden, wobei die Unterschiede erst nach einer Studiendauer von 10,5 Jahren sichtbar hervortraten. Bei 69 % der koronar-bedingten Todesfälle konnte ein Gesamtcholesterol zwischen 200 und 250mg/dl (5,17 bis 6,47mmol/l) ermittelt werden [5]. Ein "Schwellenwert" wurde allerdings noch nicht definiert.

Jetzt liegen aktuelle Ergebnisse großer multizentrischer Studien vor, die den Beweis anzutreten hatten, ob durch den gezielten Einsatz von ß-HMG-CoA Reduktase-Hemmern die Morbidität und Mortalität der koronaren Herzkrankheit (KHK) signifikant gesenkt werden kann. Zu unterscheiden ist hierbei zwischen Primärpräventionsstudien die zum Ziel haben, Erstkoronareignisse wie Myokardinfarkt, instabile Angina pectoris oder kardiovaskulärer Todesfall zu verhindern bzw. zu verzögern und Sekundärpräventionsstudien, bei denen Patienten mit einer diagnostisch gesicherten Arteriosklerose der Koronargefäße eingeschlossen wurden. Es handelt sich im allgemeinen um multizentrische, randomisierte, plazebokontrollierte und doppel-blind angelegte Verlaufsstudien, die mit einer Placebo und/oder diätetisch geführten Einleitungsphase begonnen wurden. Die Diät - zumeist nach den Empfehlungen der amerikanischen Herzgesellschaft ausgerichtet - wurde über den ganzen Studienverlauf beibehalten.

Unter dem Absatz "Therapievergleichsstudien" sind diejenigen Untersuchungen vermerkt, deren Studiendesign vom oben genanntem abweicht, um neue Anwendungsbereiche erschließen zu können bzw. sind hier zahlenmäßig kleinere Endpunktstudien aufgeführt.

8.2.1. Primäre Prävention der KHK (Tab. 8.2)

8.2.1.1. West of Scotland Coronary Prevention Study (WOSCOPS)

Bei der West of Scotland Coronary Prevention Study (WOSCOPS) handelt es sich um die erste große mit Statinen bei einer Hochrisikopopulation durchgeführte Studie zur primären Prävention der KHK [6]. Die schottische Bevölkerung ist mit einer der höchsten Koronarmortalitätsraten in Westeuropa belastet. Folgende Arbeitshypothese wurde formuliert: "Die Applikation eines Statins bei hypercholesterolämischen Männern ohne anamnestisch eruierbaren Myokardinfarkt führt zu einer signifikanten Verminderung tödlicher und nichttödlicher Erstkoronarereignisse". Nach einer vierwöchigen Diät wurden 6595 Männer (Altersdurchschnitt: 55 Jahre) mit einem LDL-Cholesterol zwischen 155 und 232mg/dl (4,0 bis 6,0mmol/l) in die Studie aufgenommen. Das als

Studienpräparat eingesetzte Pravastatin führte nach einer durchschnittlichen Studienzeit von 4,9 Jahren zur Reduktion des Gesamtcholesterols um 20 %, des LDL-Cholesterols um 26 %, der Triglyzeride um 12 % sowie zum Anstieg des HDL-Cholesterols um 5 %. Das relative Risiko eines koronaren Ereignisses konnte um 31 % reduziert werden. Ebenfalls signifikant vermindert wurden die Koronar- und die Gesamtmortalität (28 % bzw. 22 %). Auch die Zahl notwendiger Koronarinterventionen wie aorto-koronarer Bypass und Ballondilatation (PTCA) konnte unter Pravastatin signifikant um 37 % vermindert werden. Interessanterweise zeigte sich der Vorteil für die Verumgruppe bereits nach einem halben Jahr. Außerdem profitierten auch Personen, die keine primären Risikofaktoren für eine KHK aufwiesen, von der Statingabe.

Eine Quintilenanalyse des LDL-Cholesterols zu Studienbeginn offenbarte, daß die Ausgangslipidkonzentrationen keinen unbedingten Einfluß auf die Risikoverminderung hatten. Die prozentuale Absenkung der Blutfette ging nicht generell mit einer linearen Abnahme koronarer Ereignisse einher. Die ausgeprägteste Reduktion des koronaren Risikos - dies waren 45 % - zeigte sich bei den Personen mit einer Verminderung des LDL-Cholesterols um 24 % (mittlere Quintile), wohingegen die weitere Absenkung um bis zu 39 % keinen zusätzlichen Nutzen erkennen ließ. Außerdem zeigte die Verumgruppe bei gleichem LDL-Wert eine 45 % geringere Inzidenzrate für koronare Erstereignisse gegenüber der Plazebogruppe, ein Hinweis auf die pleiotropen Effekte der Statine, die über eine allgemeine Lipidsenkung hinausgehen (Abb. 8.3).

8.2.1.2. Air Force / Texas Coronary Atherosclerosis Prevention Study (AFCAPS/ TexCAPS)

In der Air Force / Texas Coronary Atherosclerosis Prevention Study (AFCAPS/TexCAPS) wurde Lovastatin als Medikation eingesetzt [7]. Eingeschlossen wurden 6605 herzgesunde Personen mit normalen bzw. leicht elevierten Gesamt- und LDL-Cholesterolwerten (180-264 mg/dl [4,65-6,82 mmol/l] und 130-190 mg/dl [3,36-4,91 mmol/l]). Im Unterschied zu früheren Studien hatten die Teilnehmer ein niedriges HDL-Ausgangscholesterol, im Mittel 36 mg/dl (0,94 mmol/l) bei

Name der Studie	Studien-dauer (Jahre)	Medikation mg/d	Teilnehmer (M/F) Alter (Jahre)	Mittlere Blutlipid-werte initial mg/dl (mmol/l)	LDL-Sen-kung	Relative Risikoabsen-kung
West of Scotland Coronary Prevention Study (WOSCOPS)	4,9	Pravastatin 40	6595 (ausschl. M) 45-64	• TC: 271 (7,0) • LDL-C: 194 (5,0) • HDL-C: 44 (1,14) • TG: 163 (1,84)	26 %	• Erstkoronarereignisse: –31 % • Koronarmortalität: –28 % • Gesamtmortalität: –22 %
Air Force / Texas Coronary Atherosclerosis Prevention Study (AFCAPS / TexCAPS)	5,2	Lovastatin 20–40	6605 (5608 / 997) 45–73	• TC: 221 (5,71) • LDL-C: 150 (3,88) • HDL-C M: 36 (0,94); F: 40 (1,03) • TG: 158 (1,78)	25 %	• Erstkoronarereignisse*: –37 % • nicht-tödliche Infarkte: –40 % • Revaskularisationsmaßnahmen: –32 %

* tödlicher und nicht-tödlicher Myokardinfarkt, instabile Angina pectoris, Herztod

Tab. 8.2: Primärinterventionsstudien.

Männern und 40 mg/dl (1,03 mmol/l) bei Frauen. Abgeleitet wurde folgende Fragestellung: Inwieweit profitieren Personen mit annähernd normalen Gesamt- und LDL-Cholesterol, aber niedrigem HDL-Cholesterol von der Statingabe – kann auch bei dieser Personengruppe die Inzidenz koronarer Ereignisse reduziert werden? Der Verabreichung der Studienmedikation war eine dreimonatige Diät mit anschließender zweiwöchiger Plazebophase vorangestellt worden. Zielwert war ein LDL-Cholesterol von < 110 mg/dl (2,84 mmol/l), wobei im Bedarfsfall die tägliche Dosis auf 40 mg Lovastatin erhöht wurde. Die Studie wurde abgeschlossen als 320 Teilnehmer den primären Endpunkt, d.h. Myokardinfarkt, instabile Angina pectoris oder plötzlichen Herztod erreicht hatten.

Die Absenkung des Gesamtcholesterols um 18 %, des LDL-Cholesterols um 25 % und der Triglyzeride um 15 % wurde von einem Anstieg des HDL-Cholesterols um 6 % begleitet.

Die Verumgruppe wies 37 % weniger Erstkoronarereignisse als die Plazebogruppe auf, wobei der Benefit nach einem Behandlungsjahr sogar bei 43 % lag. Die Zahl tödlicher und nicht-tödlicher Myokardinfarkte nahm ebenso ab (– 40 %), wie die Notwendigkeit koronarchirurgischer Interventionen (– 32 %). Deshalb wurde aufgrund der eindrucksvollen Ergebnisse empfohlen auch moderat erhöhte Lipidkonzentrationen zu behandeln mit

dem Ziel ein LDL-Cholesterol < 130 mg/dl zu erreichen, wenn auf Grund eines niedrigen HDL-Cholesterols ein erhöhtes Koronarrisiko gegeben ist.

Ein weiteres Ergebnis dieser Studie verdient besonderes Augenmerk. Die kürzlich vorgestellte Subgruppenanalyse der 997 weiblichen Studienteilnehmer zeigte bei gleicher Absenkung des LDL-Cholesterols eine Abnahme des relativen Risikos für Erstkoronarereignisse um 46 % im Vergleich zu 37 % in der Gesamtpopulation. Dagegen waren Ausgangstriglyzeride und Diabetes kein Prädiktor für das Auftreten eines Endpunktereignisses.

8.2.2. Sekundäre Prävention der KHK (Tab. 8.3)

8.2.2.1. Scandinavian Simvastatin Survival Study (4S)

Die Sekundärpräventionsstudien werden von der Scandinavian Simvastatin Survival Study (4S) angeführt [8]. Diese Studie hatte das Ziel, die Möglichkeit der Senkung der Gesamtsterblichkeit bei KHK durch lipidsenkende Therapie definitiv zu beweisen. Aufgenommen wurden 4444 Personen mit einem mittleren Alter von 59 Jahren und einem Gesamtcholesterol von 212 bis 309 mg/dl (5,5 bis 8,0 mmol/l) sowie Triglyzeriden < 220 mg/dl (2,5 mmol/l). Anamnestisch war bei allen Patienten ein abgelaufener Myokardinfarkt bzw. eine stabile Angina pectoris eruierbar. Nach einer zweimonatigen Diätphase wurden 20 mg/d Simvastatin oder Plazebo appliziert, bei Nichterreichen des Zielwertes für Gesamtcholesterol von 116 bis 201 mg/d (3,0 bis 5,2 mmol/l) gegebenenfalls die tägliche Dosis auf 40 mg erhöht. Die Untersuchung wurde abgebrochen, als nahezu 10 % aller Studienteilnehmer verstorben waren, was letztendlich einer mittleren Beobachtungszeit von 5,4 Jahren entsprach.

Neben einer deutlichen Senkung von Gesamt- und LDL-Cholesterol um 25 % bzw. 35 % gingen auch die Triglzeridwerte um 10 % zurück. Das HDL-Cholesterol konnte um durchschnittlich 8 % angehoben werden.

Die Gesamtmortalität wurde signifikant um 30 % gesenkt und die Zielstellung damit eindrucksvoll erreicht. Die Abnahme des relativen Mortalitätsrisikos ließ sich in erster Linie auf die 42 %ige Reduktion kardial bedingter Todesfälle zurückführen. Die Anzahl tödlicher und nicht-tödlicher Koronarereignisse sank signifikant um 34 %. Darüber hinaus konnte die Notwendigkeit von Eingriffen mit dem Ziel der Wiedereröffnung verschlossener Gefäße drastisch um 37 % gesenkt werden. Das Risiko einer neu auftretenden oder sich verschlechternden Claudicatio intermittens ließ sich im Vergleich zur Plazebogruppe um 38 % vermindern. Bemerkenswert ist auch, daß die Schlaganfallhäufigkeit um 31 % reduziert wurde, die Zahl zerebrovaskulärer Todesfälle unterschied sich hingegen nicht.

Die Verminderung koronarer Zwischenfälle war bei Patienten mit vorher erhöhten LDL-Cholesterolwerten vergleichsweise größer. In einer Nachauswertung acht Jahre nach Studienbeginn konnte kürzlich gezeigt werden, daß die Kurven hinsichtlich der Gesamtsterblichkeit noch immer signifikant differierten, was für die Langzeitwirkung des eingesetzten Statins spricht.

Nachweislich profitierten von der Simvastatingabe vor allem Diabetiker, Frauen und ältere Personen. Bei Personen mit einem Lebensalter >65 Jahre war der Nutzen am größten.

8.2.2.2. Cholesterol and Recurrent Events Trial (CARE)

Die zweite große Interventionsstudie mit einem Statin bei KHK-Patienten war die Cholesterol and Recurrent Events Trial (CARE-Studie) [9]. Hier galt es die Frage zu beantworten, ob Patienten mit einem bereits durchgemachten Herzinfarkt auch dann von einer cholesterolsenkenden Therapie profitieren, wenn sie durchschnittliche Cholesterolwerte aufweisen. Teilnehmer waren 4519 Personen, die 3 bis 20 Monate vor Studienbeginn einen Myokardinfarkt erlitten hatten und bei Aufnahme eine angemessene Therapie zur Nachsorge erhielten (ASS, β-Blocker, ACE-Hemmer etc.). Zum Zeitpunkt der Randomisierung sollten Gesamtcholesterol und Triglyzeride < 209 mg/dl (6,2 mmol/l) bzw. < 350 mg/dl (4,0 mmol/l) sein. Nach einer vierwöchigen Standarddiät wurde eine Standarddosis von Pravastatin oder Placebo verabreicht. Unter Statintherapie kam es zu folgenden Änderungen im Lipidprofil: Signifikante Abnahme von Gesamtcholesterol, LDL-Cholesterol und Triglyzeriden um 20 %, 28 % bzw. 14 %, Anstieg des HDL-Cholesterols um 5 %.

Unter den mit Pravastatin behandelten Personen wurde eine Abnahme der Inzidenz primärer Endpunkte (definiert als tödliches Koronarereignis oder nicht-tödlicher Herzinfarkt) von 24 % beobachtet. Namentlich weibliche Probanden – ausschließlich postmenopausale Frauen – profitierten von der Statingabe mit einer Risikoverminderung um durchschnittlich 46 %. Ähnliches kann für zerebrovaskuläre Ereignisse gesagt werden, wobei die Frauen eine 56 %ige Senkung der Schlaganfallhäufigkeit aufwiesen, verglichen mit 31 % in der Gesamtpopulation. Allerdings ließen sich für die Gesamtsterblichkeit (– 9 %, nicht signifikant) und nicht-koronare Todesursachen keine Unterschiede zwischen den Gruppen herausarbeiten.

Die niedrigere Rate koronarer Ereignisse im Vergleich zur 4S - Studie war augenscheinlich durch den relativ niedrigen prätherapeutischen LDL-Cholesterolwert bedingt. Eine Subgruppenanalyse deckte auf, daß eine LDL-Senkung von 174 mg/dl (4,5 mmol/l) auf 125 mg/dl (3,23 mmol/l) mit einer weitestgehend linearen Abnahme des KHK-Risikos verbunden ist. Die weitere Verminderung auf Werte von 71mg/dl (1,83 mmol/l) brachte andererseits keinen zusätzlichen Benefit. War der

LDL-Ausgangswert über 150 mg/dl (3,9 mmol/l), kam es zu einer 35 %igen Abnahme der Koronarereignisse im Gegensatz zu einer "nur" 26 %igen Abnahme bei Einstiegswerten zwischen 125 und 150 mg/dl. In diesem Punkt decken sich die Ergebnisse mit denen der WOSCOPS-Studie. Bei Werten unter 125 mg/dl konnte sogar ein gegenteiliger Effekt beobachtet werden: die Anzahl koronarer Zwischenfälle war in der Verumgruppe um 3 % höher als unter Placebo. Je niedriger der LDL-Ausgangswert war, um so geringer schien das Benefit in Bezug auf die primären Endpunkte zu sein.

Bei näherer Betrachtung anderer Lipidfraktionen wie HDL-Cholesterol und Triglyzeriden zeigten sich weitere überraschende Ergebnisse. Die multivariate Regression deckte einen signifikanten Zusammenhang zwischen Triglyzeriden und koronarer Ereignisrate auf, ein Sachverhalt der schon in der WOSCOP-Studie beobachtet wurde. Demgegenüber hatte das HDL-Cholesterol keinen Einfluß auf die Inzidenz koronarer Ereignisse, auch dann nicht, wenn sich die Werte unter Therapie veränderten.

Die Wirkung des β-HMG-CoA Reduktasehemmers auf schwerwiegende Koronarereignisse wur-

de durch Einflußfaktoren wie Alter, Hypertonie, Diabetes oder Zigarettenrauchen nicht wesentlich modifiziert.

8.2.2.3. Long-term Intervention with Pravastatin in Ischaemic Disease (LIPID)

Mit insgesamt 9014 aufgenommenen Personen ist die LIPID-Studie die bis heute größte Interventionsstudie mit einem Lipidsenker [10]. Hier sollte die Frage beantwortet werden, ob durch Applikation eines Statins neben der Koronar- auch die Gesamtmortalität bei Patienten mit durchschnittlichen LDL-Cholesterolwerten signifikant abgesenkt werden kann. Neben Infarktpatienten wurden erstmals Personen mit einer instabilen Angina pectoris berücksichtigt. Vergleichsweise hoch war der Anteil von Diabetikern (9 %) und weiblichen Probanden (16,7 %). Primärer Endpunkt war der Koronartod. Darüber hinaus wurden Vorkommnisse wie tödlicher und nicht-tödlicher Myokardinfarkt, invasive Revaskularisationsmaßnahmen, Schlaganfall und Gesamtmortalität in die Statistik einbezogen. Das Gesamtcholesterol lag zu Studienbeginn zwischen 155 und 271 mg/dl (4,0 – 7,0 mmol/l), die Triglyzeride erreichten Maximalwer-

Name der Studie	Studiendauer (Jahre)	Medikation mg/d	Teilnehmer (M/F) Alter (Jahre)	Mittlere Blutlipidwerte initial mg/dl (mmol/l)	LDL-Senkung	Relative Risikoabsenkung
Scandinavian Simvastatin Survival Study (4S)	5,4	Simvastatin 20-40	4444 (3617 / 827) 35-70	• TC: 261 (6,75) • LDL-C: 189 (4,87) • HDL-C: 46 (1,18) • TG: 133 (1,50)	35 %	• Koronarmortalität: –42 % • Gesamtmortalität: –30 % • Kardiovask. Ereignisse: –34 %
Cholesterol and Recurrent Events Trial (CARE)	5,0	Pravastatin 40	4519 (3583 / 576) 21-75	• TC: 209 (5,40) • LDL-C: 139 (3,59) • HDL-C: 39 (1,01) • TG: 155 (1,75)	32 %	• Koronarmortalität: –24 % • Kardiovask. Ereignisse: –31 %
Long-term Intervention with Pravastatin in Ischaemic Disease (LIPID)	6,1	Pravastatin 40	9014 (7503 / 1511) 31-75	• TC: 218 (5,63) • LDL-C: 150 (3,86) • HDL-C: 36 (0,93) • TG: 142 (1,60)	25 %	• Koronarmortalität: –23 % • Gesamtmortalität: –21 % • Nicht-tödliche MI: –29 %

Tab. 8.3: Sekundärinterventionsstudien.

te von 445 mg/dl (5,0 mmol/l). Die Dosierung wurde auf 40 mg/d Pravastatin festgelegt, das dem Patienten nach einer achtwöchigen Diät- und Placebophase appliziert wurde.

Wegen der eindeutigen Verbesserung der Überlebensrate in der Verumgruppe wurde die Studie nach sechs Jahren vorfristig beendet. Verum- und Plazebokurve begannen sich schon 6 Monate nach Studienbeginn voneinander zu entfernen.

Gesamt- und LDL-Cholesterol fielen signifikant um 18 bzw. 25 %. Die Triglyzeridwerte verminderten sich um 11 %. Das HDL-Cholesterol stieg um 5 %. Die Koronar- und Gesamtmortalität sank unter Pravastatin deutlich ab (–24 % bzw. –23 %). Auch andere Endpunkte wie nicht-tödliche Herzinfarkte (–29 %), kardiochirurgische Eingriffe (–24 %) und Schlaganfälle (–20 %) zeigten eine deutlich rückläufige Tendenz. Über einen Therapiezeitraum von durchschnittlich 6 Jahren konnten schlußendlich auf 1000 Patienten immerhin 31 Todesfälle (davon 19 Koronartote) verhindert werden. Der dokumentierte Therapieeffekt war wie auch in anderen Studien unabhängig von den initialen Konzentrationen der Blutlipide.

8.2.3. Therapievergleich- und Regressionsstudien

8.2.3.1. Atorvastatin Versus Revascularization Treatments (AVERT)

Bei dieser 18monatigen offenen Studie handelte es sich um einen echten Therapievergleich, dem eine besonders originelle Idee zugrunde lag [11]. Anstelle der vorgesehenen PTCA erhielt die Hälfte der Patienten mit nachgewiesener KHK eine Hochdosistherapie mit einem CSE-Hemmer (Atorvastatin, 80mg/d). Die andere Gruppe unterzog sich der Ballondilatation und erhielt zusätzlich eine Standardtherapie. Außerdem wurde beiden Patientengruppen 100 mg/d Aspirin verabreicht.

Es sollte festgestellt werden, ob durch Atorvastatin mehr kardiovaskuläre Ereignisse verhindert werden können als nach PTCA. Bei einem positiven Ergebnis würde die Statinbehandlung somit eine echte Alternative zu invasiven Revascularisationsmethoden bieten. Randomisiert wurden 341 Patienten mit angiographisch bewiesener Ein- oder Zweigefäßerkrankung der Koronararterien,

wobei der Stenosegrad mindestens in einem Fall ≥ 50 % sein mußte. Dreigefäßerkrankungen bzw. Veränderungen des linken Hauptstammes führten zum Ausschluß.

Das LDL-Cholesterol war <115 mg/dl (<3,0 mmol/l), die Serumtriglyzeride < 550 mg/dl (< 6,2 mmol/l). Von den mit Atorvastatin behandelten Patienten erlitten 13 % ein kardiovaskuläres Ereignis, verglichen mit 21 % in der Gruppe mit PTCA. Dieser Unterschied von 36 % war allerdings nicht signifikant. Hingegen war das verzögerte Auftreten eines erneuten ischämischen Ereignisses unter Statingabe signifikant. Das LDL-Cholesterol erreichte unter Atorvastatin einen Mittelwert von 77 mg/dl (2,0 mmol/l) gegenüber durchschnittlich 119 mg/dl (3,0 mmol/l) bei den ballondilatierten Patienten. Konnte eine Absenkung des LDL-Cholesterols um > 40 % erreicht werden, so traten signifikant weniger ischämische Ereignisse auf als bei Reduktion unterhalb dieses Prozentsatzes. Die Frage wie weit das LDL-Cholesterol abgesenkt werden soll, wurde von dieser Studie erneut aufgeworfen. Offensichtlich profitieren die Patienten bis zu einem LDL-Endwert von 77 mg/dl (2,0 mmol/l) von der Lipidsenkung.

8.2.3.2. Post Coronary Artery Bypass Graft (Post-CABG)

Die Frage, ob die aggressive Reduktion des LDL-Cholesterols Vorteile gegenüber der moderaten Absenkung bietet, untersuchte auch die Post-CABG-Studie [12]. Es wurden hier 1351 Personen mit aorto-koronarem Bypass rekrutiert und durchschnittlich 4,3 Jahre begleitet; Voraussetzung waren mindestens zwei offene Bypässe. Die Patienten erhielten zudem ein antikoagulatorisch wirksames Präparat (Warfarin). Das LDL-Cholesterol sollte bei Studienbeginn 200 mg/dl (5,16 mmol/l), nicht überschreiten, Triglyzeridwerte ≥ 300 mg/dl (≥ 3,38 mmol/l) führten zum Ausschluß. Die Patienten wurden in zwei Gruppen eingeteilt.

Bei der ersten Gruppe bestand das Ziel, mit einer möglichst aggressiven cholesterolsenkenden Therapie einen LDL-Zielwert < 85 mg/dl (2,2 mmol/l) zu erreichen, während in der anderen Gruppe Werte von 130-140 mg/dl (1,47-3,62 mmo/l) angestrebt wurden. Eine Koronarangiographie wurde jeweils am Anfang und Ende der Studie durchgeführt.

Eine Analyse der Daten ergab, daß bei allen angiographischen Parametern die aggressiv behandelte Gruppe besser abschnitt. Ein Fortschreiten atherosklerotischer Veränderungen in den Bypassgefäßen konnte bei 27 % der Personen mit aggressiver cholesterolsenkender Therapie beobachtet werden verglichen mit 39 % in der moderat gesenkten Gruppe. Die ebenfalls herabgesetzte Zahl von Neuverschlüssen hatte zur Folge, daß im Gruppenvergleich die Rate erneuter Rekanalisierungsmaßnahmen unter forcierter Therapie signifikant niedriger war. Diese Studie hat damit den überzeugenden Beweis angetreten, daß eine Cholesterolsenkung auf 95 mg/dl (Zielwert von 85 mg/dl konnte nicht erreicht werden) mit einer geringeren Progredienz der Atherosklerose einschließlich Restenoserate einhergeht als ein LDL-Durchschnittswert von 135 mg/dl.

Die Antikoagulatientherapie hatte dagegen keinen Einfluß auf den Arterioskleroseverlauf.

8.2.3.3. Weitere Regressionsstudien

In der Mehrzahl dieser Studien wurde Pravastatin appliziert. Bei größeren Regressionsstudien wie PLAC I, PLAC II, REGRESS und KAPS wurden insgesamt 1891 Patienten, hierbei überwiegend Männer randomisiert. Die Gabe der Studienmedikation erfolgte im Schnitt über zwei bis drei Jahre und wurde durch diätetische Maßnahmen ergänzt. Fast 40 % der Studienteilnehmer hatten eine vorbestehende KHK, die entsprechend therapiert wurde. Die initialen Gesamtcholesterolwerte lagen je nach Studie durchschnittlich zwischen 230 und 260 mg/dl (5,95 und 6,7 mmol/l). In allen vier Regressionsstudien konnte mit Hilfe bildgebender Verfahren eine signifikante Verzögerung der Progression arteriosklerotischer Umbauprozesse an den Hals- bzw. Herzkranzgefäßen beobachtet werden. Neben einer deutlichen Reduktion der kardiovaskulären Ereignisse wurden tendenziell auch Schlaganfallhäufigkeit und Gesamtmortalität positiv beeinflußt. Beispielgebend sei die REGRESS-Studie genannt [13], in der mittels digitaler Subtraktionsangiographie nachgewiesen werden konnte, daß Pravastatin die regionale Myokardperfusion günstig beeinflußt und in der Folge signifikant weniger Angina pectoris Anfälle auftraten. Die additiv günstige Beeinflussung rheologischer Eigenschaften drückt sich auch in einer

verminderten Restenoserate nach PTCA im Vergleich zu Patienten unter Plazebo aus.

8.2.3.4. Weitere Interventionsstudien

Neue Interventionsstudien mit Cerivastatin haben kürzlich begonnen. Die RESPECT-Studie (Risk Evaluation and Stroke Prevention in the Elderly – Cerivastatin Trial) hat sich zum Ziel gesetzt, das Schlaganfallrisiko bei 10000 älteren Studienteilnehmern mit korrigiertem Blutdruck zu untersuchen. Die Lipide bei Diabetes Studie (LDS) ist vom Design her eine Primärinterventionsstudie. Angestrebt wird eine Teilnehmerzahl von 5000 nicht-insulinpflichtigen Diabetikern mit oder ohne KHK, die plazebokontrolliert in einem 2x2 faktoriellen Design eine Therapie mit Cerivastatin und/oder Fenofibrat erhalten. Die ENCORE-Studie (Evaluation of Nifedipine and Cerivastatin On Recovery of Endothelial Dysfunction) soll den außerordentlichen Nutzen der Cerivastatintherapie bei bereits bestehender Koronarer Herzkrankheit untersuchen. Im Mittelpunkt steht die Frage, ob Cerivastatin die koronare Endothelfunktion verbessern kann [13a].

8.2.3.5. Schlußfolgerung

Mit den vorliegenden Studien wurde der eindrucksvolle Beweis angetreten, daß durch Statine nicht nur die Koronarereignisse und -mortalität, sondern auch die Gesamtsterblichkeit signifikant gesenkt werden kann. Insbesondere für Pravastatin, Simvastatin und Lovastatin liegen mit einer Anwendungserfahrung von 40000 Personen konsistente Daten aus Endpunktstudien vor, die die Lipidhypothese der Arteriosklerose zweifelsfrei belegen. In naher Zukunft kann auch für Atorvastatin und Cerivastatin mit Ergebnissen aus Primär- und Sekundärpräventionsstudien gerechnet werden.

8.3. Pleiotrope Effekte auf das Gefäßsystem

Angiographische Untersuchungen und Autopsiedaten haben bewiesen, daß nur 15 % der Läsionen, die zu einem Herzinfarkt oder einer instabilen Angina pectoris führen, einen Stenosegrad über 70 % haben [14]. Bei 60-70 % der Fälle von akuter Myokardischämie liegen atherosklerotische Läsionen mit Gefäßverengungen unter 50 % vor [15]. Die

Ergebnisse zahlreicher Regressions-Studien konnten zeigen, daß die lipidsenkende Therapie mittels
Statinen zu einer deutlichen Reduktion der Mortalität und Morbidität (um ca. 50 %) an kardiovaskulären Krankheiten führt [7-9], während sich der
Stenosegrad lediglich um 1 - 2 % verminderte [16,
17]. Desweiteren wurde in der REGRESS Studie
[13] und in der 4S Studie [8] beobachtet, daß die
Gabe von Pravastatin bzw. Simvastatin die Häufigkeit akuter KHK-Fälle unabhängig vom Chole-
sterol-Ausgangsniveau signifikant absenkte. In
der WOSCOPS Studie [6] war die KHK-Rate bei
den Pravastatin-behandelten Patienten nicht mit
der Größe der Cholesterolreduktion assoziiert,
wenn eine Cholesterolsenkung im Bereich von 19 -
54 % erreicht wurde. Wie Nachauswertungen dieser primären Präventionsstudie ergaben, erlitten
Probanden, die Pravastatin erhielten, bei gleichen
LDL-Cholesterolwerten wie die korrespondieren-
de Gruppe unter Placebo im Verlauf der Studie um
45 % weniger koronare Ereignisse inklusive Infarkte (Abb. 8.3).

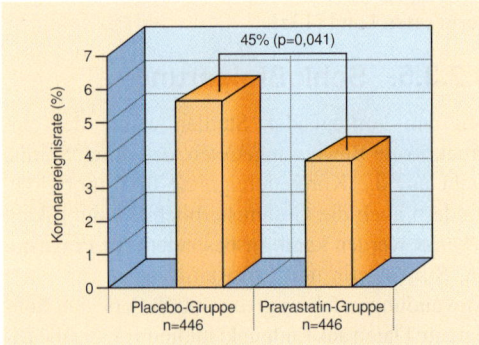

Abb. 8.3: Koronarereignisrate bei gleicher LDL-
Cholesterol-Konzentration (≈160 mg/dl) unter Pravastatin vs. Placebo.

All diese widersprüchlichen Beobachtungen
könnten mit zusätzlichen günstigen sogenannten
"pleiotropen" Effekten der Statine erklärt werden
(Abb. 8.4). Dazu gehören:

- Normalisierung der Endothelfunktion

- Antiinflammatorische Effekte

- Stabilisierung der Plaques

- Inhibition der Thrombozyten-Adhäsion

- Inhibition der Thrombozyten-Aggregation

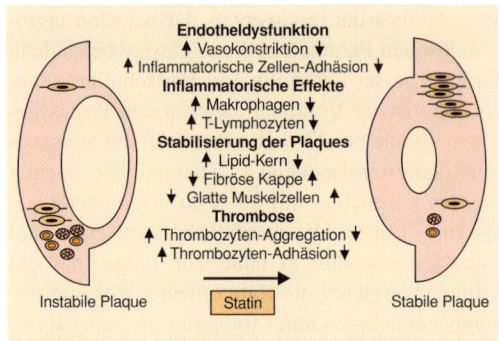

Abb. 8.4: Pleiotrope Effekte der Statine auf die Ge-
fäßwandfunktion und Plaquestabilität (Kinlay S, [33]).

Die Endothel-vermittelte Vasodilatation ist bei
Hypercholesterolämie und Atherosklerose gestört
[18]. Stickstoffmonoxid (NO) ist der zentrale Mediator der vielfältigen Funktionen des Endothels
als endokrines Organ. NO ist nicht nur für die Ba-
lance zwischen Vasodilatation und -konstriktion
von besonderer Bedeutung, sondern hemmt auch
die Leukozyten-Migration durch die Arterien-
Wand und unterdrückt die Thrombozyten-Aggregation. Insofern könnte eine Reduktion der NO-
Aktivität bei Endotheldysfunktion auch zur Progression der koronaren Arteriosklerose beitragen.
Unter cholesterolsenkender Therapie mit Pravastatin und Lovastatin konnte eine Verbesserung
der Endothelfunktion erreicht werden, nachweisbar anhand einer verminderten Azetylcholin-
induzierten Vasokonstriktion [19]. Simvastatin
verbessert die periphere NO-vermittelte vaskuläre
Relaxation [20]. Der unter Statintherapie gesteigerte koronare Blutfluß mildert bei Patienten mit
stabiler Angina pectoris die transitorische Ischämie und verbessert die myokardiale Perfusion.

Die Adhäsion der Monozyten am Endothel und
ihre Penetration in den subendothelialen Raum
spielen in der Frühphase der Atherogenese eine
wichtige Rolle. Inflammatorische Zytokine, produziert durch die Makrophagen und T-Lymphozyten, können die Endothelfunktion, die Proliferation der glatten Muskelzellen und die Degradation
von Kollagen modifizieren. Experimentelle Studien mit Statinen haben eine Reduktion der inflam-
matorischen Zellen innerhalb der atherosklerotischen Plaques nachgewiesen [21]. Isolierte Monozyten und Thrombozyten von Patienten mit Hypercholesterolämie zeigen in vitro eine erhöhte Adhä-

sion an fixierten Endothelzellen. Diese gesteigerte Adhäsion wird durch Fluvastatin vermindert [22].

Die Stabilität der Plaques ist für das Entstehen von akuten kardiovaskulären Ereignissen von entscheidender Bedeutung. Eine stabile Plaque besitzt einen kleinen Lipidkern, der in einer dicken Schicht fibrösen Gewebes eingebettet ist. Obwohl diese Plaques zu einer deutlichen Stenosierung des Gefäßes und eventuell zu einer Angina pectoris Symptomatik führen können, bleiben sie in der Regel stabil und führen nicht zur Thrombosierung mit konsekutivem Infarkt. Die instabilen Plaques bestehen aus einem großen, flüssigen Lipid-Kern, der von einer dünnen fibrösen Kappe bedeckt ist. Bei diesen Plaques besteht die Gefahr, daß sie rupturieren und eine akute thrombogene Reaktion auslösen. Der relative Gehalt an Cholesterolestern in den Plaques ist somit ein wichtiger Faktor für ihre Stabilität. Die Statine inhibieren die Cholesterolester-Akkumulation in den Makrophagen durch Mechanismen, die momentan intensiv erforscht werden. Die beschriebene Dosis-abhängige Hemmung der Cholesterol-Akkumulierung in Makrophagen war unter Lovastatin und Simvastatin ausgeprägter als unter Pravastatin [23]. Die Senkung von LDL-Cholesterol im Plasma kann durch Verkleinerung des lipidreichen Plaque-Kerns oder durch Änderung seiner physikochemischen Eigenschaften zur Stabilisierung führen. So kann die Spaltung flüssigen Cholesterolesters zum Entstehen stabiler Cholesterolkristalle und fester Plaques beitragen.

Die Migration und Proliferation von arteriellen glatten Muskelzellen spielt bei der Formierung der atherosklerotischen Läsionen eine entscheidende Rolle. Die glatten Muskelzellen sind in hoher Zahl in den Plaques vertreten und ihre Akkumulation ist ein Schlüsselfaktor bei der Intima-Verdickung und vaskulären Okklusion [24]. Zusätzlich zu ihrer Kapazität, viel Bindegewebe zu synthetisieren, können die glatten Muskelzellen auch Lipide akkumulieren und in Schaumzellen transformiert werden. In-vitro Untersuchungen konnten zeigen, daß die meisten Statine (Atorvastatin, Cerivastatin, Fluvastatin, Lovastatin, Simvastatin) die Proliferation und Migration der glatten Muskelzellen unterdrücken [25]. Der antiproliferative Effekt der Statine ist mit ihrer Fähigkeit verbunden, den zellulären Gehalt von Mevalonat, einem Zwischenprodukt der Cholesterolsynthese, zu senken. Eine bei Ka-

ninchen durch ballonmediierte Verletzung der Karotiden provozierte Intimaproliferation wurde von allen Statinen - außer Pravastatin - inhibiert [26]. Die fehlende anti-proliferative Wirkung von Pravastatin könnte aber von Vorteil bei den reparativen Prozessen nach Plaque-Ulzeration sein [27].

Die Thrombozyten-Aktivität, gemessen an ihrer Adhäsion, Degranulierung und Aggregation, ist bei Patienten mit Hypercholesterolämie erhöht. Die Thrombozyten-Aggregate, die in den atherosklerotischen Plaques gefunden wurden, weisen auf deren Bedeutung bei der Atherogenese hin [28]. Thrombozyten-Aggregate und Mikrothromben, die sich von Plaques in der Aorta und den Karotiden lösen, können Ursache von Schlaganfällen sein. Das würde auch erklären, warum unter Statinen weniger zerebrale Ereignisse in großen prospektiven Studien beobachtet wurden. Die Thrombozyten können zu der Cholesterol-Akkumulation in der Arterienwand direkt oder durch Effekt auf die LDL-Rezeptoren beitragen. Simvastatin reduziert die Thrombozyten-Aggregation und Thromboxan-Produktion nach 4 bis 24 wöchiger Therapie [29]. Pravastatin normalisiert die Thrombozyten-abhängige Thrombinbildung bei Patienten mit Hypercholesterolämie ohne Änderung der Prostaglandin-Produktion [30]. Es wurde beobachtet, daß Pravastatin, Lovastatin und Fluvastatin die Aggregation der Thrombozyten unterdrücken [31]. Diese Wirkung könnte mit der Wirkung der Statine auf den Cholesterolgehalt in den Thrombozyten-Membranen, der zu einer geänderten Fluidität führt, erklärt werden.

So beeinflussen die Statine zahlreiche kritische Wege, die die Plaque-Stabilität und die arterielle Thrombosierung über nicht-lipidämische Mechanismen regulieren. Den zeitlichen Ablauf von der Besserung der Endothelfunktion bis zur Senkung der Sterblichkeit demonstriert Abb.8.5.

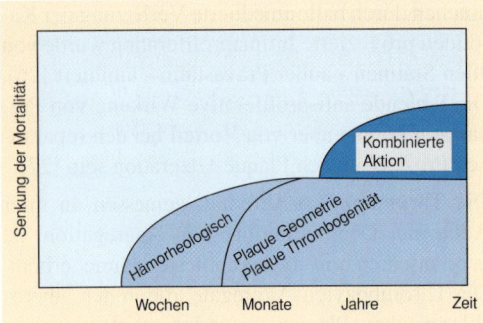

Abb. 8.5: Therapeutische Effekte der Statine im zeitlichen Ablauf (Vaughan CJ, [32]).

8.4. Zielwerte für die Prävention

8.4.1. Zielwerte für die Primärprävention

Unter primärer Prävention verstehen wir vorran-
gig die Verhinderung der Arteriosklerose und ihrer
Folgezustände wie Herzinfarkt, Schlaganfall und
periphere arterielle Verschlußkrankheit. Dieses
Ziel muß heute dahingehend erweitert werden, daß
generell die prämature Bildung arteriosklerotischer Plaques verhindert werden soll. Sollte das
Basisprogramm mit Nikotinverzicht, physischer
Konditionierung und Ernährungsumstellung nicht
zur Korrektur des atherogenen Lipoproteinprofils
führen, soll bei entsprechender Indikation mit einer medikamentösen Therapie begonnen werden.
Basierend auf großen prospektiven Studien zur Lipidhypothese sind für die Lipidparameter Zielwerte formuliert worden, die einem Erstkoronarereig-
nis vorbeugen sollen. Den Lipidwerten sind Risikokategorien zugeordnet worden, die eine Hilfe-
stellung für den Zeitpunkt des Beginns einer medikamentösen Therapie geben sollen (Tab. 8.4).

Die Gruppe mit LDL-Cholesterolwerten
< 100mg/dl (< 2,6mmol/l) hat ein geringes KHK-
Risiko und bedarf grundsätzlich keiner medikamentösen Therapie.

Hat ein Patient Lipidwerte, die mit einem mäßigen
Risiko für atherosklerotische Veränderungen ein-
hergehen, beispielsweise mäßig erhöhte LDL-
Werte bei niedrigem HDL-Cholesterol, so ist die
Indikation zur medikamentösen Therapie strenger
zu stellen. Eine solche Behandlung sollte in Be-

tracht gezogen werden, wenn der Patient folgende
Zusatzkriterien erfüllt:

• Hypercholesterolämie im Kontext mit anderen
  Faktoren des Metabolischen Syndroms bzw. Risikofaktoren für eine KHK (Nikotinabusus, Diabetes, Hypertonie)

• Positive Familienanamnese hinsichtlich KHK
  (**Beachte:** Myokardinfarkt oder plötzlicher
  Herztod bei einem Verwandten ersten Grades
  unter 60 Jahren)

• Wenn der Quotient von Gesamtcholesterol/
  HDL-Cholesterol bzw. LDL-Cholesterol/HDL-
  Cholesterol nach Ausschöpfung der Basisthera-
  pie nicht unter 5 bzw 3 absinkt

• sonographisch nachgewiesene frühe Verdik-
  kung der Intima-Media oder kleine asymptomatische Plaques der Herz-, Hals- oder Beingefäße

Lipidwerte im Hochrisikobereich sollten in jedem
Fall konsequent therapiert werden. Diätetische
Maßnahmen reichen häufig nicht aus und der Einsatz eines lipidsenkenden Pharmakons sollte nicht
zu lange herausgezögert werden. Unter diese
Gruppe fallen auch die schweren genetischen
Stoffwechselstörungen, die unbedingt einer medikamentösen Korrektur bedürfen, um eine prämature Arteriosklerose zu verhindern. Natürlich sollte
bei klinischen Folgeerscheinungen von Fettstoffwechselstörungen, wie eruptiven Xanthomen oder
Pankreatitis, medikamentös behandelt werden.

Lipidfraktion	Gefäßrisiko		
	gering	mäßig	hoch
• Gesamtcholeste- rol (mmol/l)	5,2-6,5	6,5-7,8	> 7,8
• Triglyzeride (mmol/l)	< 2,3	2,3-4,5	> 4,5
• HDL - Choleste- rol (mmol/l)			
- M	> 1,5	< 1,0	< 0,8
- F	> 1,7	< 1,2	< 1,0
• LDL-Choleste- rol (mmol/l)	< 2,6	≤ 3,5	≥ 4,0

Tab. 8.4: Risikokategorien für Blutlipide hinsichtlich
primärer Prävention (EAS 1992/98).

8.4.2. Zielwerte für die Sekundärprävention

Ziel der sekundären Prävention ist es, bestehende Gefäßveränderungen zurückzubilden oder zumindest deren weitere Progredienz zu verhindern. Durch moderne nicht-invasive Methoden, insbesondere die Duplex-Sonographie, können heute auch Frühveränderungen wie Intima-Media-Verdickung und asymptomatische Plaques erfaßt werden. Dadurch wurde die Grenze der sekundären Prävention nach vorn, in den Bereich asymptomatischer Befunde verlegt.

Entscheidende Bedeutung besitzt die Prävention von Komplikationen der Arteriosklerose (Infarkt, Embolie etc.). Dies geschieht in erster Linie über die Stabilisierung vorhandener atherosklerotischer Plaques durch Verkleinerung des zentral gelegenen Lipidsees, Hemmung der Monozytenmigration, Verbesserung der Endothelfunktion und Reduzierung der Thrombophilie.

Nach Ausschöpfen der basistherapeutischen Maßnahmen sollte nicht zu spät mit der medikamentösen Intervention begonnen werden. Vor allem nach einem Herzinfarkt oder Schlaganfall sowie bei instabiler Angina pectoris und Verschlüssen peripherer Arterien empfiehlt es sich, nicht zuletzt wegen der überzeugenden Datenlage, die lipidsenkende Therapie frühzeitig zu beginnen. Die Indikation einer medikamentösen Intervention mit einem Statin ist bei diesen Patienten sehr großzügig zu stellen.

Nachweislich haben auch KHK-Patienten mit normalen Cholesterolwerten von einer Statingabe profitiert. Bedeutsam für diese Patientengruppe ist nicht nur die Cholesterolsenkung per se, sondern die sich immer mehr herauskristallisierende Bedeutung der Pleiotropie. Vor allem die Wirkung auf die Gerinnungskaskade, die zu einer nachweislich verbesserten Mikrozirkulation in der arteriellen Strombahn führt, ist für Personen mit schweren Gefäßleiden von außerordentlicher Bedeutung.

Die therapeutischen Richtwerte beziehen sich in erster Linie auf das LDL-Cholesterol und sind angelehnt an die individuelle Risikokonstellation des Patienten. Die Ziellimits sind feststellbar deutlich niedriger als bei der primären Prävention (Richtlinien des nationalen amerikanischen Cholesterol-Erziehungsprogrammes [NCEP]) (Tab. 8.5).

Risikokonstellation	LDL-Zielwert
ohne KHK und < 2 KHK-Risikofaktoren	< 160mg/dl (< 4,1mmol/l)
ohne KHK und ≥ 2 KHK-Risikofaktoren	< 130mg/dl (< 3,4mmol/l)
mit bestehender KHK	≤ 100mg/dl (≤ 2,6mmol/l)

Tab. 8.5: Zielwerte für LDL-Cholesterol hinsichtlich Prävention.

Darüber hinaus liegen noch Empfehlungen der europäischen Arteriosklerosegesellschaft (EAS) für die anderen Lipidfraktionen vor (Tab. 8.6).

Lipidfraktion	Zielwert
Gesamtcholesterol	< 194mg/dl (< 5,0mmol/l)
Triglyzeride	< 150mg/dl (< 1,7mmol/l)
HDL-Cholesterol	> 35mg/dl (> 0,9mmol/l)
Lipoprotein (a)	< 30mg/dl

Tab. 8.6: Zielwerte für andere Lipidfraktionen (EAS 1998).

Sollten die Zielgrößen mit einer Monotherapie nicht erreicht werden, sind zunächst alle Möglichkeiten einer Kombinationstherapie (Anionenaustauscher, Nikotinsäure, Fibrate etc.), gegebenenfalls unter Hinzunahme invasiver Verfahren (Lipid-Apherese), auszuschöpfen, um so der Gefahr eines erneuten Gefäßereignisses vorzubeugen.

8.5. Praxis der Statintherapie

Statine lassen sich gut einnehmen. Da das Maximum der Aktivität der HMG-CoA-Reduktase, des Schlüsselenzyms der Cholesterolsynthese, in den Abendstunden liegt, erfolgt die Einnahme am besten vor dem Abendbrot als Einmalgabe. Lovastatin (↑ 50 %), Fluvastatin (↓ 15 - 25 %) und Pravastatin (↓ 30 %) werden in ihrer Resorption wesentlich durch die Nahrung beeinflußt und sollten deshalb ½ Stunde vor dem Essen genommen werden. Bei Cerivastatin und Simvastatin spielt dies praktisch keine Rolle. Die Dosierung sollte einschleichend erfolgen. Die therapeutischen Dosen für die einzelnen Medikamente sind in Tab. 7.1 aufgeführt.

8.5.1. Indikationen

Statine sind indiziert bei primären Hypercholesterolämien und mixed Hyperlipidämien mit dominierender Hypercholesterolämie. Sie sind besonders wirksam bei familiären Hypercholesterolämien und dem familiären Apo-B-Defekt. Während
der Behandlung von Hypertriglyzeridämien mit
Fibraten kommt es oft zu einem unerwünschten
Anstieg des LDL-Cholesterols. Diesem kann mit
einer niedrigen Dosis eines Statins begegnet werden. Sinnvoll ist auch der Einsatz bei familiärer
Dysbetalipoproteinämie, wenn mit einem Fibrat
keine Normalisierung des atherogenen Lipopro-
teinprofiles erreicht wird. Sekundäre LDL-
Cholesterolerhöhungen, z.B. bei Niereninsuffizienz oder Diabetes, sollten immer dann mit einem
Statin behandelt werden, wenn in diesen Hochrisikogruppen trotz intensiver Behandlung der Grund-
krankheit keine Normalisierung des Lipoprotein-
spektrums zu erreichen ist, da hier kardiovaskuläre
Erkrankungen die Haupttodesursache sind.

8.5.2. Prävention der Arterio-
sklerose

Wie aus den in Kapitel 8.2. aufgeführten Studien
hervorgeht, haben Statine auch bei Hochrisikopatienten mit durchschnittlichen LDL-Cholesterolwerten in der sekundären Prävention ihren Nutzef-
fekt bewiesen. Die Indikation zur Einnahme eines
Statins bei Patienten mit dokumentierten arteriosklerotischen Gefäßveränderungen, besonders aber
der Koronarien und Karotiden, ist im Hinblick auf
die Plaquestabilisierung deshalb großzügig zu
stellen. Bezüglich der Zielwerte sei auf Kapitel
8.4. verwiesen. Offensichtlich ist in der sekundären Prävention arteriosklerotischer Gefäßkomplikationen auch im höheren Alter die Therapie mit
Statinen sinnvoll und kostengünstig, solange eine
entsprechende Lebenserwartung besteht. Wir
müssen uns dabei bewußt sein, daß eine Frau mit
70 in Deutschland noch eine Lebenserwartung von
etwa 12 - 16 Jahren und ein Mann dieses Alters von
8 - 12 Jahren hat.

8.5.3. Arzneimittelkombinatio-
nen

Bei familiären Hypercholesterolämien oder mixed
Hyperlipidämien werden in 20 - 30 % der Fälle die
Zielwerte für die Lipidtrias mit einer Statinmono-

therapie nicht erreicht. Hier sind komplementäre
oder synergistische Kombinationsbehandlungen
erforderlich. Bei Hypercholesterolämien hat sich
in diesen Fällen die Kombination mit einem Anionenaustauscher (Cholestyramin, Colestipol) bewährt. Diese wirken durch Entzug von Gallensäu-
re aus dem enterohepatischen Kreislauf komple-
mentär zur Suppression der Cholesterolsynthese
durch Statine. Durch Addition eines Anionenaustauschers ist eine zusätzliche LDL-Cholesterol-
senkung von 10 - 20 % zu erreichen. Die Dosierung beträgt 2 x 4 - 15 g/d. Wegen möglicher Interaktionen sollte das Statin 1 Stunde vor der abendlichen Einnahme des Anionenaustauschers gegeben
werden. Zur besseren Verträglichkeit müssen die
Anionenaustauscher mit viel Flüssigkeit, am besten Apfelsaft oder Fruchttee, eingenommen werden.

Weitere Kombinationsmöglichkeiten betreffen die
Fibrate und Nikotinsäurederivate. Diese sind besonders bei Hypercholesterolämie und metaboli-
schem Syndrom (niedriges HDL-Cholesterol,
Hypertriglyzeridämie) indiziert, da hier ein starker
komplementärer Effekt auf VLDL-Synthese und
Abbau und damit auch auf das HDL-Cholesterol
eintritt. Sowohl für die Kombination mit Fibraten
als auch Nikotinsäure steigt die Myopathierate und
Frequenz von Transaminasenerhöhungen an. Besondere Vorsicht ist bei Lebererkrankungen gebo-
ten. Frühere generelle Bedenken gegen diese
Kombination konnten aber inzwischen durch kontrollierte Studien widerlegt werden. Bei Beach-
tung der Kontraindikationen und sorgfältigem
Monitoring sind diese Kombinationen heute als sicher und effektiv akzeptiert.

8.5.4. Einsatz bei Patienten mit
Lipidapherese

Durch den gezielten Einsatz von Statinen kann bei
Patienten, die wegen therapierefraktärer Hypercholesterolämie und schwerer Koronarsklerose
eine Lipidapherese benötigen, der Wiederanstieg
des LDL-Cholesterol nach Apheresebehandlung
wesentlich verringert und verzögert werden. Deshalb sollten diese Patienten eine entsprechend in-
tensive medikamentöse Begleitbehandlung erfah-
ren. Dies gilt auch im Hinblick auf die pleiotropen
Effekte und die damit erreichbare Plaquestabilisierung bei diesen schwerkranken Patienten.

8.5.5. Kontraindikationen

Die wichtigsten Kontraindikationen sind in Tab. 8.7 zusammengefaßt. Wegen möglicher teratogener Wirkungen sind Schwangerschaft und Stillperiode absolute Kontraindikationen. Da die Statine vorwiegend über Leber/Galle ausgeschieden werden, sind aktive Leberleiden und cholestatische Erkrankungen ebenfalls Gegenanzeigen. Gleiches gilt für Myopathien. Kinder und Jugendliche sollten Statine nur in dringlichen Ausnahmefällen erhalten. Auf Medikamenteninteraktionen wird in den Kapiteln 7. und 8. eingegangen.

Absolute Kontraindikationen
• Schwangerschaft
• Stillperiode
• Kindesalter
• Schwere Leberschäden
• Alkoholabusus
• Porphyrien
• Myopathien
Relative Kontraindikationen
• vorbestehende CK- und Transaminasenerhöhungen
• Komedikation mit Cytochrom P-450 inhibierenden Medikamenten
• immunsuppressive Therapie (Cyclosporin A)

Tab. 8.7: Kontraindikationen bei der Anwendung von Statinen.

8.6. Nebenwirkungen und Sicherheit

Statine sind im allgemeinen gut verträglich. Die Abbruchquote wegen Nebenwirkungen liegt in den unter 8.2. aufgeführten Studien unter 2 %. Klinisch relevant sind lediglich Myopathien mit CK-Anstiegen über das Dreifache der Norm und Erhöhungen der Leberenzyme (ALAT, γGT). Als schwerwiegende klinische Ereignisse wurden bisher nur Einzelfälle von Rhabdomyolysen im Zusammenhang mit der Einnahme von Immunsuppressiva oder anderen Komedikationen (Fibrate) beschrieben, auf die in Kapitel 7. eingegangen wurde. Als weitere seltene Nebenwirkungen werden Kopfschmerzen, Haarausfall, gastrointestinale Beschwerden (1 – 3 %), Rückenschmerzen, Flatulenz und Asthenie beschrieben. Die gastrointestinalen Beschwerden sind vielschichtig (Blähungen, Magenschmerzen, Obstipation, Diarrhoe) und unterschieden sich in einer großen multizentrischen Studie mit 0,3 resp. 0,4 mg Cerivastatin ebenso wie die anderen möglichen Nebenwirkungen nicht vom Placeboarm [36]. In der CURVES-Studie wurden die Nebenwirkungen von Atorvastatin, Fluvastatin, Pravastatin, Lovastatin und Simvastatin auch in maximaler Dosierung verglichen [2]. Am häufigsten wurde über Myalgien (1,5 %), Bauchschmerzen (1,3 %), Diarrhoe (1,1 %), Blähungen (1 %) und Übelkeit (1 %) geklagt. Nur 8 von 534 Patienten (1,3 %) brachen die Studie wegen Nebenwirkungen ab. Die 5 untersuchten Statine unterschieden sich nicht in der Frequenz der Nebenwirkungen. In keinem Fall kam es zu einem persistierenden kritischen Anstieg von Transaminasen und CK. Wiederholt für einzelne Statine berichtete Erhöhungen der Fibrinogenspiegel konnten bei anderen kontrollierten Studien nicht bestätigt werden. In einem Fall wurde unter Atorvastatin eine toxische epidermale Nekrolyse beobachtet [35]. Frühere Berichte über Hornhauttrübungen der Augen erwiesen sich als Fehlmeldung.

Die häufigste klinisch relevante Beschwerde bleibt bei allen Statinen die Myopathie. Oft lassen die Beschwerden bei Dosisreduzierung und nach 4–6 Wochen nach. Die Therapie sollte abgebrochen werden, wenn die CK-Werte das Dreifache des oberen Normwertes überschreiten. Myopathien scheinen bei Erkrankungen des rheumatischen Formenkreises häufiger aufzutreten.

Transaminasen- und CK-Anstiege werden vor allem innerhalb der ersten drei Monate nach Einnahmebeginn beobachtet, extrem selten noch nach Jahresfrist. Deshalb sollten diese Werte im ersten Therapiequartal in 6-Wochenabständen, später 2- bis 3monatlich bis zum Jahresablauf kontrolliert werden. Weiteres Sicherheitslabormonitoring ist nicht erforderlich. Das gilt auch für die Kombinationstherapie mit Fibraten.

Insgesamt kann eingeschätzt werden, daß die Statine sichere Medikamente sind, die gut vertragen werden und nur wenige, zeitlich begrenzte Sicherheitskontrollen erfordern.

8.7. Gesundheitspolitische Betrachtung

Die jährlich anfallenden Kosten zur Diagnostik und Therapie von Herz-Kreislauf-Erkrankungen belaufen sich in Deutschland auf über 45 Milliarden Mark. Das entspricht einem Anteil von 7,9 % der Gesamtausgaben des Gesundheitssystems. Wie aus den oben aufgeführten Studien ableitbar, kann das koronare Risiko durchschnittlich um nahezu 20 % vermindert werden, wenn das LDL-Cholesterol um 10 % Prozent gesenkt wird. Aus dem umfangreichen Datensatz lassen sich die Kosten für ein Jahr Lebensverlängerung mühelos zusammenstellen. Die Kosten pro Überlebensjahr variieren abhängig von der Ausgangssituation erheblich. Je höher das Risiko desto niedriger die Kosten. Beispielsweise kostete in der WOSCOPS-Studie mit überwiegend Herzgesunden ein Überlebensjahr etwa 40000 DM, in der 4S-Studie, einer Sekundärpräventionsstudie dagegen nur 16000 DM. Für Deutschland wird ein Betrag von ca. 15000 DM angegeben, errechnet aus den Daten der PROCAM- und GRIPS-Studie [37, 38]. Die frühzeitige Korrektur erhöhter Blutfettwerte kann vorbeugend koronar-invasive Maßnahmen wie PTCA und Bypass-OP verhindern helfen und so zu einer beträchtlichen Kosteneinsparung führen. Die Statingabe im höheren Lebensalter ist vor allem bei vorbestehender KHK nützlich und kostengünstig, Prävalenz und Letalität der KHK sind hier viel höher als bei jüngeren Personen. Der Einfluß auf die Progression atherosklerotischer Veränderungen scheint dabei eher gering. Aufgrund von Subgruppenanalysen kann jedoch gesagt werden, daß nachhaltig diejenigen profitieren, bei denen zu einer Hypercholesterolämie noch andere Risikofaktoren hinzukommen. Auch auf den für diese Altersgruppe wichtigen Inzidenzrückgang von Schlaganfällen unter Statintherapie sei nochmals verwiesen. In der Primärprävention sind Lipidsenker im höheren Lebensalter nur in Ausnahmefällen indiziert, bei 70jährigen wird das KHK-Risiko bei 10 %iger Cholesterolsenkung um durchschnittlich 20 % gesenkt im Gegensatz zu 50 % bei 40jährigen [39].

In der Praxis zeigt sich immer noch ein erhebliches Behandlungsdefizit. Metaanalysen beweisen, daß nach wie vor gilt: Den größten Nutzen einer cholesterolsenkenden Therapie haben diejenigen mit den höchsten Cholesterolwerten bzw. einer Mehrfach-Risikokonstellation (niedriges HDL-Cholesterol, Diabetes mellitus, Bluthochdruck, Zigarettenrauchen). Während in Deutschland 84 % aller KHK-Patienten mit Gesamtcholesterolwerten > 310 mg/dl behandelt werden, sinkt die Zahl bei Werten zwischen 250 - 310 mg/dl auf 50 %, bei Konzentrationen unter 250 mg/dl sogar auf 7 %. Hinzu kommt, daß die durchschnittliche Behandlungsdauer mit einem Statin lediglich bei 100 Tagen liegt [39].

Literatur

1. Stein EV. Extending therapy options in treating lipid disorders. A clinical review of cerivastatin, a novel HMG-CoA reductase inhibitor. Drugs 1998; 56 (Suppl1): 25-31.

2. Jones P, Kafonek S, Laurora I, Hunninghake D. Comparative efficacy of atorvastatin versus simvastatin, pravastatin, lovastatin, and fluvastatin in patients with hypercholesterolemia (The CURVES Study). Am J Cardiol 1998; 81(5): 582-587.

3. McClellan KJ, Wiseman LR, McTavish D. Cerivastatin. Drugs 1998; 55 (3): 415-420.

4. Kannel WB, Castelli WP, Gordon T, McNamara PM. Serum cholesterol, lipoproteins, and the risk of coronary heart disease: the Framingham Study. Ann Intern Med. 1971; 74:1-12.

5. Stamler J, Wentworth D, Neaton JD. Is the relationship between serum cholesterol and risk of premature death from coronary heart disease continuous and graded? Findings in 356,222 primary screenees of the Multiple Risk Factor Intervention Trial (MRFIT). JAMA. 1986;256:2823-2828.

6. Shepherd J, Cobbe SM, Ford I, Isles CG, Lorimer AR, Macfartane PW, McKillop JH, Packard CJ. Prevention of coronary heart disease with pravastatin in men with hypercholesterolemia. West of Scotland Coronary Prevention Study Group. N Engl J Med 1995; 333: 1303-1307.

7. Downs JR, Clearfield M, Weis S, et al. Primary prevention of acute coronary events with lovastatin in men and women with average cholesterol levels. Results of AFCAPS/TexCAPS. JAMA 1998; 279 (20): 1615-1622.

8. Scandinavian Simvastatin Survival Study Group. Randomized trial of cholesterol lowering therapy in 4444 patients with coronary heart disease: the Scandinavian Simvastatin Survival Study (4S). Lancet 1994; 344: 1383-1389.

9. Sacks FM, Pfeffer MA, Moye LA, et. al. for the Cholesterol and Recurrent Events Trial Investigators. The effect of pravastatin on recurrent coronary events after myocardial infarction in patients with average cholesterol levels. N Engl J Med 1996; 335: 1001-1009.

10. Tonkin A, Aylward P, Colquhoun D, et al. Prevention of cardiovascular events and death with pravastatin in patients with coronary heart disease and a broad range of initial cholesterol levels. N Engl J Med 1998; 19: 1349-1357.

11. Pitt B, Arbor A, Waters D, et al. Results of the Atorvastatin Revascularization Treatments (AVERT) Study: An 18-month Study of aggressive lipid lowering in patients with coronary heart disease for a catheter based revascularisation (CR). Abstract from the 71st Scientific Sessions of the American Heart Association (AMA), Nov 8-11,1998, Dallas, Texas.

12. The Post Coronary Artery Bypass Graft Trial Investigators. The effect of aggressive lowering of low-density lipoprotein cholesterol levels and low dose anticoagulation on obstructive changes in saphenous-vein coronary-artery bypass grafts. N Engl J Med 1997; 336: 153-162.

13. Jukema JW, Bruschke AVG, van Boven AJ et al. Effects of lipid lowering by pravastatin on progression and regression of coronary artery disease in symptomatic men with normal to moderately elevated serum cholesterol levels: the Regression Growth Evaluation Statin Study (REGRESS). Circulation 1995; 91: 2528-2540.

13a. Luescher TF, Zeiher AM, Meinertz T. Effects of calcium antagonism and HMG-Co-reductase inhibition on endothelial function and atherosclerosis: rationale and outline of the ENCORE trial. J Cardiovasc Pharmac 1997; 30(Suppl 3): 48-52.

14. Little WC, Constantinescu M, Applegate RJ, Kutcher MA, Burrows MT, Kahl FR, Santamore WP. Can coronary angiography predict the site of a subsequent myocardial infarction in patients with mild-to-moderate coronary artery disease? Circulation 1988; 78: 1157-1166.

15. Hackett D, Davies G, Masseri A. Pre-existing coronary stenosis in patients with first myocardial infarction are not necessarily severe. Eur Heart J 1988; 9: 1317-1323.

16. MAAS Investigators. Effect of simvastatin on coronary atheroma. The Multicenter Anti-Atheroma Study (MAAS). Lancet 1994; 344: 633-638.

17. Rossouw JE. Lipid-lowering interventions in angiographic trials. Am J Cardiol 1995; 76: 86C-92C.

18. Anderson TJ, Gerhard MD, Meredith IT et al. Systemic nature of endothelial dysfunction in atherosclerosis. Am J Cardiol 1995; 75: 71B-74B.

19. Egashira K, Hirooka Y, Kai H et al. Reduction in serum cholesterol with pravastatin improves endothelium-dependent coronary vasomotion in patients with hypercholesterolemia. Circulation 1994; 89: 2519-2524.

20. Stroes ESG, Koomans HA, deBruin TWA, Rabelink TJ. Vascular function in the forearm of hypercholesterolaemic patients of and on lipid-lowering medication. Lancet 1995; 346: 467-471.

21. Shiomi M, Ito T, Tsukada T et al. Reduction of serum cholesterol levels alters lesional composition of atherosclerotic plaques: effect of pravastatin sodium on atherosclerosis in mature WHHL rabbits. Arterioscler Thromb Vasc Biol 1995; 15: 1938-1944.

22. Kimura M, Kurose I, Russell J, Granger DN. Effects of fluvastatin on leukocyte-endothelial cell adhesion in hypercholesterolemic rats. Arterioscler Thromb Vasc Biol 1997; 17: 1521-1526.

23. Kempen HJM, Vermeer M, deWit E, Havekes LM. Vastatins inhibit cholesterol ester accumulation in human monocyte-derived macrophages. Arterioscler Thromb 1991; 11: 146-153.

24. Raines EW, Ross R. Smooth muscle cells and the pathogenesis of the lesions of atherosclerosis. Br Heart J 1993; 69: 30-37.

25. Negre-Aminoux P, vanVliet AK, van Erck M, et al. Inhibition of proliferation of human smooth muscle cells by various HMG-CoA reductase inhibitors: comparison with other human cell types. Biochim Biophys Acta 1997; 1345: 259-268.

26. Soma MR, Donetti E, Parolini C et al. HMG CoA reductase inhibitors: in vivo effects on carotid intimal thickening in normocholesterolemic rabbits. Arterioscler Thromb 1993; 13: 571-578.

27. Weissberg PL, Clesham GJ, Bennett MR. Is vascular smooth muscle cell proliferation beneficial? Lancet 1996; 346: 305-307.

28. Aviram M. Platelets and arterial wall lesion. Curr Opin Lipidol 1992; 3: 344-348.

29. Notarbartolo A, Davi G, Averna M et al. Inhibition of thromboxane biosynthesis and platelet function by simvastatin in type IIa hypercholesterolemia. Arterioscler Thromb Vasc Biol 1995; 15: 247-251.

30. Aoki I, Aoki A, Kawano K et al. Platelet-dependent thrombin generation in patients with hyperlipidemia. J Am Coll Cardiol 1997; 30: 91-96.

31. Aviram M, Hussein O, Rosenblat M, Schlezinger S, Hayek T, Keidar S. Interaction of platelets, macrophages, and lipoproteins in hypercholesterolemia: antiatherogenic effects of HMG-Co A reductase inhibitor therapy. J Cardiovascular Pharmacology 1998; 31: 39-45.

32. Vaughan CJ, Murphy MB, Buckley BM. Statins do more than just lower cholesterol. Lancet 1996; 348: 1079-1082.

33. Kinlay S, Selwyn AP, Delagrange D, Creager MA, Libby P, Ganz P. Biological mechanisms for thr clinical success of lipid-lowering in coronary artery disease and the use of surrogate end-points. Curr Opin Lipidiol 1996; 7: 389-397.

35. Pfieffer CM, Kazenoff S, Rothberg HD, et al. Toxic epidermal necrolysis from atorvastatin. JAMA 1998; 279: 1613-1614.

36. Hanefeld M. Deslypere JP, Ose L, Durrington PN, Farnier M, Schmage N. Efficacy and safety of cerivasta-tin 400 µg and 300 µg once daily in patients with primary hypercholesterolemia: a placebo-controlled, multinatio-nal, randomized, double-blind study . J. Internat. Medi-cal Research 1999, 27: 115-129.

37. Task Force Report. Atherosclerosis 1998; 140: 199-270.

38. Hanefeld M. Fettstoffwechselstörungen. Gustav Fi-scher. 1998; Kap. 16: 195-197.

39. Cholesterin im Fokus: Worauf kommt es an? Beilage in "Der Internist". 1994, Band 35, Heft 8.

Typenoptimierte Therapie von Fettstoff-wechselstörungen

9. Typenoptimierte Therapie von Fettstoffwechselstörungen

Da die Pathogenese der verschiedenen Formen der Fettstoffwechselstörungen weitgehend aufgeklärt ist, sind die Voraussetzungen für eine Differential-Therapie gegeben. Die Entscheidung für ein Medikament wird auch von den bestehenden Begleiterkrankungen und nachweisbaren Komplikationen beeinflußt, die das Therapieziel wesentlich bestimmen. So können bei Diabetikern erhöhte Triglyzeride auch Folge einer unbefriedigenden Glykämielage sein, hier ist die Euglykämisierung vordergründig. Weiterhin sind die Nebenwirkungen der verschiedenen Lipidsenker und ihre Wechselwirkungen mit anderen Medikamenten zu beachten.

An erster Stelle in der Therapie einer Fettstoffwechselstörung stehen nach wie vor Diätberatung und Gewichtsoptimierung. Bei erhöhten Triglyzeridwerten ist die Alkoholreduktion bzw. der völlige Verzicht sehr wirksam. Liegen keine Kontraindikationen vor, sollte der Patient immer ein physisches Training durchführen, wobei aerobe Sportarten wie Schwimmen, Wandern, leichtes Jogging oder Fahrradfahren zu empfehlen sind.

9.1. Primäre Hypercholesterolämien

9.1.1. Familiäre heterozygote Hypercholesterolämie

Die diätetische Intervention führt bei dieser Form der Fettstoffwechselstörung aufgrund der speziellen Pathophysiologie (Verminderung der LDL-Rezeptoren-Dichte um ca. 50 %) zu nur geringen Effekten. Bei dringender Indikation (manifeste arteriosklerotische Gefäßkomplikationen) ist der Erfolg der Ernährungsberatung nicht abzuwarten, sondern die medikamentöse Therapie sofort zu beginnen. Die Dosis der Medikamente ist entsprechend den Verlaufskontrollen aktuell anzupassen.

Mittel der ersten Wahl sind hier die HMG-CoA-Reduktase-Hemmer. Da bei dieser Erkrankung die Cholesterolwerte vor Therapie deutlich, zum Teil massiv erhöht sind, ist eine effektive und dauerhafte Cholesterolsenkung ohne wesentliche Nebenwirkungen essentiell. Die Startdosis ist abhängig

von der Dringlichkeit der effektiven Cholesterolsenkung und den Ausgangswerten. Im Mittel sollte man mit 10-20 mg Simvastatin oder Pravastatin oder Atorvastatin oder 0,2 mg Cerivastatin abends beginnen. Erste Kontrollen sind nach 4-6 Wochen Therapie sinnvoll, die Dosis des Medikamentes kann dann korrigiert werden.

Bei den meisten HMG-CoA-Reduktase-Hemmern (außer Cerivastatin) sind Interaktionen besonders mit Antikoagulantien zu beachten, hier ist die Dosis von Phenprocoumon (Falithrom, Marcumar) zu Beginn der Therapie um ca. 1/3 zu kürzen und dann durch kurzfristige Kontrollen neu einzustellen. Ist trotz maximaler Dosen eines HMG-CoA-Reduktase-Hemmers keine ausreichende LDL-Cholesterol-Senkung zu erreichen, sind Kombinationen mit einem Anionenaustauscher oder einem Nicotinsäurederivat oder einem Fibrat möglich. Bei der Kombination eines HMG-CoA-Reduktase-Hemmers mit einem Fibrat ist allerdings eine kritische Indikationsstellung wegen der Gefahr einer Myopathie erforderlich. Die Kombinationen HMG-CoA-Reduktase-Hemmer - Fibrat bzw. HMG-CoA-Reduktase-Hemmer - Nicotinsäurederivat sind auf Hochrisikopatienten zu beschränken. Eine intakte Leber- und Nierenfunktion ist Voraussetzung, durch kurzfristige CK- und Transaminasenkontrollen können eventuelle Nebenwirkungen rasch erkannt werden. Die Effektivität der Kombination sollte durch einen Auslaßversuch überprüft werden. Können bei Patienten mit schweren arteriosklerotischen Gefäßkomplikationen die Zielwerte des LDL-Cholesterols (< 2,6 mmol/l) nicht erreicht werden, so ist die Indikation zu einer LDL-Apherese zu prüfen. Parallel zu den Apheresen müssen ebenfalls HMG-CoA-Reduktase-Hemmer zum Einsatz kommen.

Wenn HMG-CoA-Reduktase-Hemmer nicht vertragen werden, kann eine Therapie mit Anionenaustauscherharzen (Colestyramin, Colestipol) eingeleitet werden. Bei vorbestehend erhöhten Triglyzeriden (> 3,0 mmol/l) sollten Anionenaustauscherharze nicht zur Anwendung kommen, da sie die Triglyzeride per se erhöhen. Das Wirkprinzip dieser Substanzen beruht auf einer Unterbrechung des enterohepatischen Kreislaufes der Gallensäuren. Durch den Verlust der Gallensäuren wird vermehrt Cholesterol zu Gallensäuren oxidiert, allerdings steigt auch die Cholesterolsynthese kompensatorisch leicht an. Begonnen werden sollte mit einer mittleren Dosis von ca. 12-15 g/d Colestyramin oder Colestipol, eventuell auch auf 2 Einzeldosen verteilt, mit Wasser, Saft oder Tee appliziert. Die Maximaldosen liegen bei 30 g/d, man kann von einer ca. 20 %igen Senkung (10-25 %) des Cholesterols ausgehen. Eine neue galenische Zubereitung in Form einer Kautablette (Lipocol-Merz) erleichtert die Einnahme von Colestyramin, allerdings sind in einer Tablette nur 2 g Colestyramin enthalten. Wichtig ist es, den Patienten daraufhinzuweisen, daß mindestens 1 Stunde vor und 4 Stunden nach der Colestyramin- bzw. Colestipol-Einnahme keine anderen Medikamente eingenommen werden dürfen, da deren Resorption gestört würde. Bei Digitalispräparaten oder/und Antikoagulantien kann es trotz Einhaltung dieses Zeitintervalls zu einer verminderten Resorption kommen. Die Dosis der Antikoagulantien ist unter häufiger Kontrolle des Quick- bzw. INR-Wertes um ca. 1/3 zu erhöhen. Häufigste Nebenwirkung ist die Obstipation. Wegen der etwas schwierigen Einnahmemodalitäten und der Nebenwirkungen erfreuen sich diese Medikamente heute keiner großen Beliebtheit mehr, auch aufgrund potenter und nebenwirkungsarmer Alternativen.

Weitere Alternativen bei Unverträglichkeit von HMG-CoA-Reduktase-Hemmern und/oder Anionenaustauscherharzen bzw. nicht ausreichender Wirksamkeit von Anionenaustauscherharzen sind Fibrate (Bezafibrat, Fenofibrat, Etofibrat, Etofyllinclofibrat oder Gemfibrozil) oder Nikotinsäurederivate, wobei bei Fibraten von einer schwächeren Wirksamkeit im Vergleich zu den HMG-CoA-Reduktase-Hemmern auszugehen ist (Fibrate ca. 10-25 %, Nikotinsäurederivate ca. 15-35 % Cholesterolsenkung in Abhängigkeit von der Höhe des Ausgangswertes). Kombinationen von Anionenaustauschern mit Fibraten und/oder Nikotinsäurepräparaten sind möglich. Die Domäne dieser beiden Substanzklassen sind aber die Hypertriglyzeridämien bzw. die gemischtförmigen (mixed) Hyperlipoproteinämien.

9.1.2. Familiär defektes Apolipoprotein B-100

Hier gelten die gleichen Therapieprinzipien wie bei Hypercholesterolämien.

9.1.3. Familiäre homozygote Hypercholesterolämie

Da bei diesen Patienten LDL-Rezeptoren praktisch völlig fehlen, ist eine LDL-Apherese dringend indiziert, wodurch das LDL-Cholesterol allerdings nur um ca. 35 % zu senken ist. Die einzige kausale Therapie ist eine Lebertransplantation, da sich die meisten LDL-Rezeptoren in der Leber befinden. Interessanterweise hat Atorvastatin bei einem Teil der Patienten einen gewissen therapeutischen Effekt. Es ist vor allem für die Therapie zwischen den Apheresen geeignet.

9.1.4. Polygene Hypercholesterolämien

Hier ist unter Berücksichtigung der vorliegenden cardiovaskulären Gefäßkomplikationen und damit des LDL-Cholesterol-Zielwertes zu entscheiden, ob mit einer rein diätetischen Behandlung plus Gewichtsoptimierung begonnen werden sollte oder ob der LDL-Zielwert schnell erreicht werden muß. Bei gefäßgesunden adipösen Patienten ist durchaus der Effekt einer intensiven Ernährungsberatung mit Gewichtsreduktionen und physischem Training abzuwarten. Körperliches Training verbessert insbesondere erniedrigte HDL-Cholesterol-Werte. Die Reduktion der Cholesterolwerte durch eigene Bemühungen führt zumindest am Anfang zu einem deutlichen Motivationsschub bei diesen Patienten. Bestehen bereits Gefäßerkrankungen, sind HMG-CoA-Reduktasehemmer rasch einzusetzen, oft sind niedrige Dosen ausreichend. Bei ernsthaften Nebenwirkungen bzw. Unverträglichkeiten stehen ebenso wie bei den familiären Hypercholesterolämien Anionenaustauscherharze, Fibrate oder Nicotinsäurederivate zur Verfügung.

Generell kommt bei dieser Form der Fettstoffwechselstörung den basalen Maßnahmen wie diätetischer Therapie, Gewichtsabnahme und physischem Training eine größere Bedeutung zu als bei der familiären Form. Darauf muß der Patient auch im Verlauf der Behandlung immer wieder hingewiesen werden, da es eventuell auf diesem Wege möglich ist, die Medikamentendosis zu reduzieren oder sogar, zumindest phasenweise, abzusetzen.

9.2. Primäre Hypertriglyzerid-ämien

9.2.1. Familiäre Hypertriglyzeridämien

Durch mehrere Studien konnte inzwischen nachgewiesen werden, daß die Hypertriglyzeridämie einen kardiovaskulären Risikofaktor darstellt (1, 2).

Diese Form der Fettstoffwechselstörung spricht gut auf die basalen Therapiemaßnahmen an. Deshalb stehen hier Ernährungsumstellung mit reichlich Fisch und Fischölen, Gewichtsreduktion, drastische Einschränkung des Alkoholgenusses und körperliches Training an erster Stelle der ärztlichen Bemühungen. Besteht ein Diabetes mellitus, ist die Stoffwechsellage sehr gut einzustellen, da ein entgleister Diabetes häufig Ursache einer sekundären Hypertriglyzeridämie ist (HbA$_{1C}$-Zielwert 7,0 %). Weiterhin ist es wichtig, die dem Patienten applizierten Medikamente zu überprüfen, da nichtselektive ß-Blocker, hohe Dosen selektiver ß-Blocker, höhere Diuretika-Dosen, Korticoide oder die Pille bei Frauen vor der Menopause zu Triglyzeriderhöhungen führen können.

Bleiben die Triglyzeride trotz intensiver Beratung und Schulung der Patienten sowie Verbesserung der diabetischen Stoffwechsellage im pathologischen Bereich, ist die Indikation für Fibrate oder Nikotinsäurepräparate gegeben. Fibrate senken die Triglyzeride ausgeprägt (30-60 %), das Cholesterol um ca. 10-25 % und erhöhen das HDL-Cholesterol um 10-15 %. Zusätzlich senken Bezafibrat, Etofibrat, Etophyllinclofibrat und Fenofibrat den Fibrinogenspiegel. Fenofibrat, Etofibrat und Etofyllinclofibrat wirken zusätzlich harnsäuresenkend. Fibrate hemmen die VLDL-Synthese und erhöhen die Aktivität der Lipoproteinlipase. Damit kommt es zur Triglyzeridsenkung. Durch einen LDL-Rezeptor vermittelten erhöhten LDL-Katabolismus, der partiell über eine HMG-CoA-Reduktase-Hemmung erfolgt, wird die LDL-Cholesterol-Abnahme erklärt. Die Erhöhung von HDL-Cholesterol beruht wahrscheinlich auf einer Senkung der Aktivität des Cholesterol-Ester-Transferproteins.

Fibrate sollten wegen ihrer lithogenen Potenz nicht angewendet werden, wenn Gallensteine bekannt sind. Bei erhöhten Kreatininwerten (> 130 μmol/l) ist eine Dosisreduktion notwendig. Bei schweren Leber- und Nierenerkrankungen sowie in der Schwangerschaft und Stillzeit sind Fibrate kontraindiziert.

Häufigste Nebenwirkungen sind neben Magenbeschwerden Potenzstörungen. Myopathien sind relativ selten. Bei der Anwendung von Fibraten ist die Verstärkung der Wirkung von Antikoagulantien zu beachten, die Dosis dieser Medikamente ist um ca. 1/3 zu reduzieren (bei kurzfristiger Kontrolle der Quick- bzw. INR-Werte). Zur langfristigen Erhaltung der Compliance der Patienten haben sich auch Retardpräparate bewährt, die nur 1 x täglich (morgens) eingenommen werden müssen.

In der Helsinki-Herz-Studie konnte gezeigt werden, daß männliche Patienten mittleren Alters ohne nachweisbare CIHK mit Triglyzeriden > 2,3 mmol/l und einem LDL-/HDL-Cholesterol-Quotienten > 5,0 von einer Therapie mit Gemfibrozil profitieren (relatives Risiko von kardialen Ereignissen unter Gemfibrozil 1,08, unter Plazebo 3,82 (5 Jahres follow-up) (1).

Nicotinsäurederivate haben besonders in höheren Dosen (1 g/d und mehr) eine ausgeprägte Triglyzerid- und Cholesterolsenkende Potenz und führen so zu einem leichten HDL-Cholesterol-Anstieg. Man kann mit einer ca. 10-20 %igen Senkung von LDL-Cholesterol, einer 40-50 %igen Senkung der Triglyzeride und mit einem Anstieg des HDL-Cholesterols bis 20 % rechnen. In Deutschland ist die reine Substanz nicht mehr im Handel, sondern nur noch Nikotinsäureanaloga. Durch die Hemmung der Lipolyse gelangen weniger freie Fettsäuren zur Leber, damit nimmt die VLDL-Synthese ab und es entstehen weniger LDL. Zusätzlich sinkt die Cholesterolsynthese der Leber leicht ab, HDL-Cholesterol steigt über eine Verminderung der Aktivität des Cholesterol-Ester-Transferproteins an.

Eine längerfristige effektive Therapie scheitert oft an Compliance-Problemen der Patienten, da der häufig auftretende Flush als sehr unangenehm empfunden wird. Deshalb ist es wichtig, die Dosen nur langsam zu steigern und die Patienten darauf hinzuweisen, die Tabletten mit dem letzten Bissen der Mahlzeit mit nur wenig Flüssigkeit einzunehmen. Häufig läßt der Flush nach relativ kurzer Zeit nach. Als weitere Nebenwirkungen sind Magenbeschwerden zu nennen. Bestehen erhöhte Harnsäurewerte oder eine Gicht, so ist die Harnsäure vor Einleitung einer Nicotinsäureapplikation zu senken, um einen Gichtanfall zu vermeiden. Es ist unbedingt zu beachten, daß die meisten Nicotinsäurederivate die Kohlenhydrattoleranz verschlechtern können, deshalb ist bei Diabetikern nur Acipimox möglich. Eine weitere Therapieoption bei Hypertriglyzeridämie sind Fischöle (Eicosapentaen-, Docosahexaensäure), welche in Dosen von 1-3 g erhöhte Triglyzeridspiegel senken. Bei höheren Dosen wurde allerdings eine Verschlechterung der Glukosetoleranz beschrieben.

Bei Hochrisikopatienten ist auch die Kombination eines HMG-CoA-Reduktase-Hemmers mit einem Fibrat oder einem Nicotinsäurederivat möglich (3, 4, 5), da bei den meisten Patienten mit einer moderaten Hypertriglyzeridämie auch ein Defekt im Metabolismus des LDL Apo B vorliegt (5). Allerdings ist bei der Kombination eines Statins mit einem Fibrat das erhöhte Risiko einer Myopathie zu beachten. Die Kombination muß deshalb auf Hochrisikopatienten beschränkt bleiben, eine Niereninsuffizienz ist auszuschließen. Der Patient muß über das erhöhte Risiko, möglichst auch schriftlich, aufgeklärt werden (☞ Kap. familiäre kombinierte Hyperlipidämien).

Besteht ein Typ 2-Diabetes, führt die Applikation von Acarbose oder Metformin in Verbindung mit einer verbesserten Einstellung des Glukosestoffwechsels zu einer Triglyzeridsenkung [6, 7].

9.2.2. Chylomikronämiesyndrome

Bei dieser wegen der Gefahr einer akuten Pankreatitis akut lebensbedrohlichen Form einer Fettstoffwechselstörung ist eine diätetische Intervention äußerst wirksam. Eine massiv fettreduzierte Kost mit einem Fettanteil von 10 %, evtl. in den ersten Tagen nur Schleim, und ein absolutes Alkoholverbot führen relativ rasch zur Abnahme der Triglyzeride. Weiterhin ist eine Medikamentenanamnese bezüglich triglyzeriderhöhender Pharmaka wichtig. Lipidsenkende Pharmaka sind in der akuten Phase nicht erforderlich, bei einem ausgeprägten Chylomikronensyndrom kann kurzfristig Heparin

oder Fraxiparin zur Stimulation der Lipoproteinlipase gegeben werden, wobei relativ geringe Heparin-Dosen von 60-100 E/kg Körpergewicht i.v. 1 x in 24 Stunden oder 0,2 ml Fraxiparin 1 x täglich s.c. ausreichen. Patienten mit rezidivierender Pankreatitis können angeleitet werden, bei Bauchbeschwerden sofort Heparin zu spritzen und dann den Arzt zu konsultieren. Besteht ein Diabetes, so ist die schnelle Verbesserung der diabetischen Stoffwechsellage von größter Bedeutung. Hier ist es besonders wichtig, einen evtl. Insulinmangel zu erkennen und entsprechend auszugleichen. Bei Exacerbation eines Chylomikronensyndroms (Triglyzeride > 20 mmol/l, auch ohne Bauchbeschwerden) ist eine stationäre Behandlung gerechtfertigt, um die Gefahr einer drohenden Pankreatitis abzuwenden.

Da hohe Triglyzeridwerte den Defekt der Lipoproteinlipaseaktivität offenbar verstärken, dauert es Wochen bis zur Normalisierung der Lipide und Lipaseaktivität.

Nach Besserung dieser dramatischen Situation können evtl. Fibrate in der Langzeittherapie eingesetzt werden, wobei allerdings der Fettbeschränkung auf 10 bis max. 30 % der Energiezufuhr und dem konsequenten Alkoholverbot die größte Bedeutung zukommt. Weiterhin sollten dem Patienten mittelkettige Triglyzeride (Ceres-Margarine, Ceres-Öl) empfohlen werden, die über die Pfortader direkt in die Leber gelangen. HMG-CoA-Reduktasehemmer sind bei einem reinen Chylomikronensyndrom nicht indiziert, bei zusätzlichen Störungen des LDL-Apo B Metabolismus aber sinnvoll.

9.3. Gemischtförmige Hyperlipoproteinämien

9.3.1. Familiäre Dysbetalipoproteinämien

Hier steht die Behandlung auslösender Faktoren im Vordergrund, so die Therapie einer Adipositas, eines Diabetes mellitus oder einer Hypothyreose. Auch die Reduktion des Alkoholkonsums ist bei dieser Form der Fettstoffwechselstörung von besonderer Bedeutung. Erreicht man mit diesen Maßnahmen nicht die angestrebten Zielwerte, sind Fibrate oder Nikotinsäurederivate, auch in Kombination, indiziert. Bei Hochrisikopatienten sind die

Kombinationen Fibrat + HMG-CoA-Reduktase-Hemmer oder Nikotinsäurederivat + HMG-CoA-Reduktase-Hemmer möglich (☞ Kap. familiäre kombinierte Hyperlipidämien).

9.3.2. Familiäre kombinierte Hyperlipidämien

Zu Beginn der Behandlung sollten eine Diätberatung, die Empfehlung zu Gewichtsreduktion, Alkoholkarenz und physischem Training stehen. Bei Diabetikern ist auch hier die Optimierung der diabetischen Stoffwechsellage von größter Bedeu-

	Hypercholesterolämie	Hypertriglyzeridämie	Chylomikronämiesyndrom	Familiäre Dysbetalipoproteinämie	Familiäre kombinierte Hyperlipoproteinämie
Mittel der 1. Wahl	• HMG-CoA-Reduktase-Hemmer • (Anionenaustauscher)	• Fibrate • Nikotinsäurederivate	• Massiv fettreduzierte Diät • Euglykämisierung • Alkoholverbot	• Fibrate • Nikotinsäurederivate	• Hypertriglyzeridämie dominierend: - Fibrate - Nikotinsäurederivate • Hypercholesterolämie dominierend: HMG-CoA-Reduktase-Hemmer
Weitere Möglichkeiten	• Fibrate • Nikotinsäurederivate • Lipidapherese bei unbefriedigenden medikamentösen Ergebnissen bei schwerer KHK	• HMG-CoA-Reduktase-Hemmer • Fischöl • Metformin und Acarbose bei Diabetikern	• Fibrate • Heparin oder Fraxiparin		
Kombinationsmöglichkeiten	• HMG-CoA-Reduktase-Hemmer + Anionenaustauscher • HMG-CoA-Reduktase-Hemmer + Anionenaustauscher + Fibrat oder Nikotinsäurederivat (nur Hochrisikopatienten) • Anionenaustauscher + Fibrat + Nikotinsäurederivat	• Fibrat + Nikotinsäurederivat • HMG-CoA-Reduktase-Hemmer (bei LDL-Cholesterol-Anstieg unter Fibraten) + Fibrat (nur Hochrisikopatienten) oder + Nikotinsäurederivat (nur Hochrisikopatienten)		• Fibrat + Nikotinsäurederivat • Fibrat + HMG-CoA-Reduktase-Hemmer (nur Hochrisikopatienten) • Nikotinsäurederivat + HMG-CoA-Reduktase-Hemmer (nur Hochrisikopatienten)	• Fibrat + Nikotinsäurederivat • Fibrat + HMG-CoA-Reduktase-Hemmer (nur Hochrisikopatienten) • Nikotinsäurederivat + HMG-CoA-Reduktase-Hemmer (nur Hochrisikopatienten)

Tab. 9.1: Typenoptimierte Therapie der Hyperlipoproteinämien.

tung, wobei ein HbA_{1C}-Wert von 7,0 % anzustreben ist. Liegen bei einem Patienten keine wesentlichen Gefäßkomplikationen vor, kann man durchaus über 3 Monate den Effekt dieser basalen Therapiemaßnahmen abwarten. Sind bereits Gefäßkomplikationen vorhanden, besonders bei pathologischen LDL-Cholesterol-Werten, ist mit einer medikamentösen Therapie unverzüglich zu beginnen. Steht die LDL-Cholesterol-Erhöhung im Vordergrund, sind HMG-CoA-Reduktase-Hemmer auch hier Mittel der 1. Wahl, besonders dann, wenn Gefäßkomplikationen vorliegen. Ist die Triglyzeriderhöhung vordergründig, sind Fibrate Mittel der 1. Wahl. Bei arteriosklerotischen Gefäßkomplikationen und erhöhten LDL-C-Werten sollten auf Grund der hervorragenden Datenlage bevorzugt HMG-CoA-Reduktase-Hemmer zum Einsatz kommen. Bei familiär kombinierter Hyperlipidämie sind auch Nicotinsäurederivate in höheren Dosen (600 mg - 1,2 g/d) sehr wirksam, allerdings sind vorher ein Diabetes mellitus bzw. eine gestörte Glukosetoleranz auszuschließen. Begrenzt wird die gute Wirksamkeit dieser Substanzklasse leider oft durch die subjektiv unangenehm empfundenen Nebenwirkungen und die damit verbundenen Complianceprobleme. Problematisch bleiben Patienten und speziell Diabetiker, wenn mit einem der genannten Medikamente keine ausreichend gute Senkung der Lipide zu erreichen ist. Die Kombination eines Statins mit einem Fibrat erhöht das Risiko einer Myopathie (3, 4, 5), eine Niereninsuffizienz ist vor einer solchen Kombination immer auszuschließen. CK-Kontrollen sind erforderlich. Diese Kombinationstherapie sollte deshalb Patienten mit hohem Gefäßrisiko vorbehalten bleiben. Wichtig ist, die Patienten über das erhöhte Risiko aufzuklären, eventuell auch in schriftlicher

Form. Eine gleichzeitige Therapie mit Cyclosporin, Erythromycin oder Nicotinsäure bedarf einer besonders engmaschigen Kontrolle und sollte auf extreme Ausnahmefälle beschränkt bleiben (3). Die gleichzeitige Einnahme eines Statins und eines Nikotinsäurepräparates kann hepatotoxisch sein. Kontrollen von Kreatinin und Transaminasen sind obligat. Auch diese Kombination sollte nur bei Hochrisikopatienten zum Einsatz kommen. Da größere Studien fehlen, kann der Nutzen der Kombinationstherapie eines Statins mit einem triglyzeridsenkenden Präparat nur angenommen werden (4).

Literaturverzeichnis

1. Manninen V, Tenkanen L, Koskinen P, Huttunen JK, Mänttäri M, Heinonen OP, Sci D, Frick MH: Joint effects of serum triglyceride and LDL cholesterol and HDL cholesterol-concentrations on coronary heart disease risk in the Helsinki Heart Study. Circulation 1992; 85: 37-45.

2. Hanefeld M, Fischer S, Julius U, Schulze J, Schwanebeck U, Schmechel H, Ziegelasch H-J, Lindner J, The DIS Group: Risk factors for myocardial infarction and death in newly detected NIDDM: the Diabetes Intervention Study, 11-year follow-up. Diabetologia 1996; 39: 1577-1583.

3. Shepherd J: Fibrates and statins in the treatment of hyperlipidaemia; an appraisal of their efficacy and safety. European Heart Journal 1995; 16: 5-13.

4. Grundy SM: Hypertriglyceridemia, atherogenic dyslipidemia and the Metabolic Syndrome. Am J Cardiol 1998; 81: 18B-25B.

5. Vega GL, Grundy SM: Effect of statins on metabolism of apo-B-containing lipoproteins in hypertriglyceridemic men. Am J Cardiol 1998; 81: 36B-42B.

	Cholesterol/ LDL-Cholesterol	Triglyzeride	HDL-Cholesterol	wichtige Nebenwirkungen
HMG-CoA-Reduktase-Hemmer	↓↓↓	↓	↑	Myopathie
Fibrate	↓	↓↓↓	↑↑	Myopathie, Potenzstörungen
Anionenaustauscher-harze	↓	(↑)	-	Obstipationen
Nicotinsäurederivate	↓	↓↓	↑↑	Flush, Magenbeschwerden
LDL-Apherese	↓↓↓	-	-	invasives Vorgehen

Tab. 9.2: Einfluß wichtiger Lipidpharmaka auf die Lipidparameter.

6. Hanefeld M, Fischer S, Schulze J, Spengler M, Wargenau M, Schollberg K, Fücker K: Therapeutic potentials of Acarbose as first-line drug in NIDDM insufficiently treated with diet alone. Diab Care 1991; 14: 732-737.

7. Bailey CJ: Biguanides and NIDDM. Diab Care 1992; 15: 755-772.

Index

Index

Klinische Lehrbuchreihe

... Kompetenz und Didaktik!

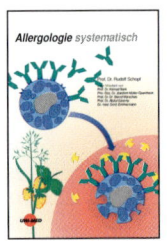

Allergologie systematisch

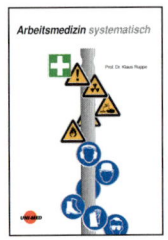

Arbeitsmedizin systematisch

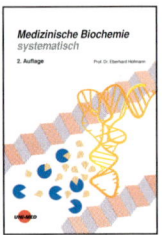

Medizinische Biochemie systematisch
2. Auflage

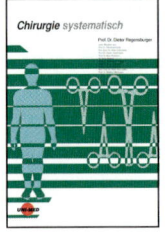

Chirurgie systematisch

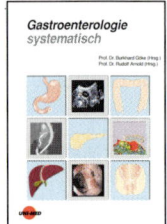

Gastroenterologie systematisch

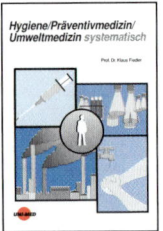

Hygiene/Präventivmedizin/ Umweltmedizin systematisch

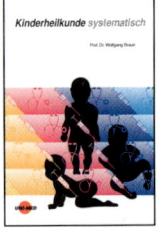

Kinderheilkunde systematisch

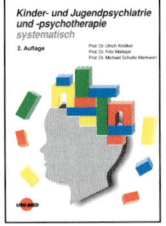

Kinder- und Jugendpsychiatrie und -psychotherapie systematisch
2. Auflage

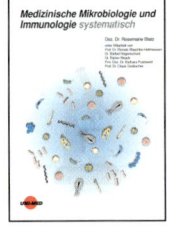

Medizinische Mikrobiologie und Immunologie systematisch

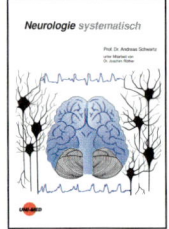

Neurologie systematisch

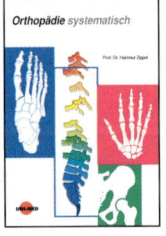

Orthopädie systematisch

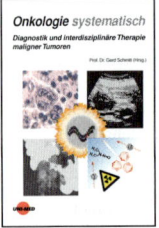

Onkologie systematisch
Diagnostik und interdisziplinäre Therapie maligner Tumoren

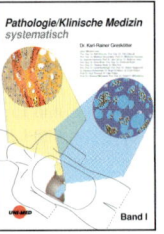

Pathologie/Klinische Medizin systematisch
Band I

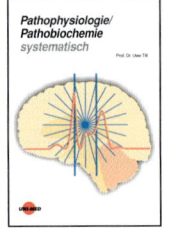

Pathophysiologie/ Pathobiochemie systematisch

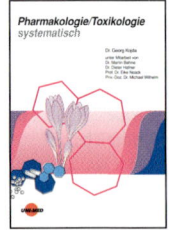

Pharmakologie/Toxikologie systematisch

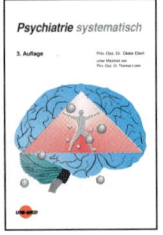

Psychiatrie systematisch
3. Auflage

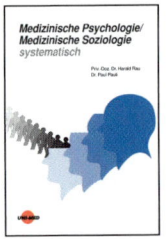

Medizinische Psychologie/ Medizinische Soziologie systematisch

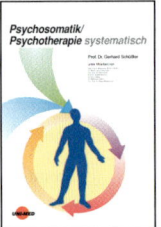

Psychosomatik/ Psychotherapie systematisch

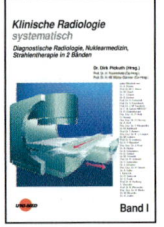

Klinische Radiologie systematisch
Diagnostische Radiologie, Nuklearmedizin, Strahlentherapie in 2 Bänden
Band I

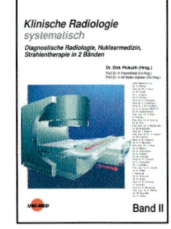

Klinische Radiologie systematisch
Diagnostische Radiologie, Nuklearmedizin, Strahlentherapie in 2 Bänden
Band II

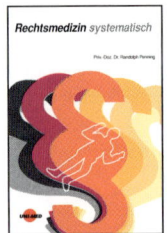

Rechtsmedizin systematisch

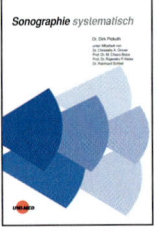

Sonographie systematisch

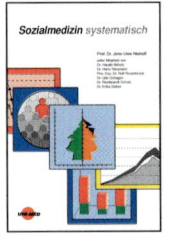

Sozialmedizin systematisch

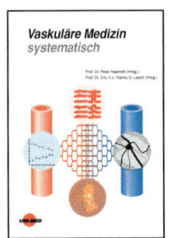

Vaskuläre Medizin systematisch

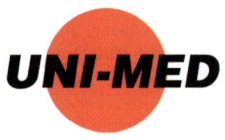

UNI-MED

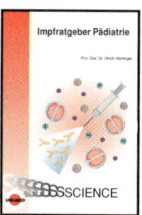
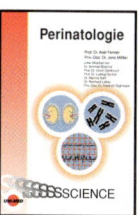
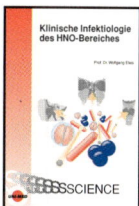
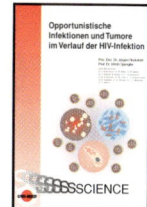
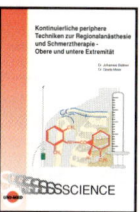
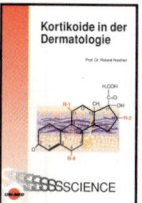
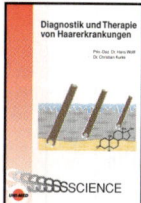
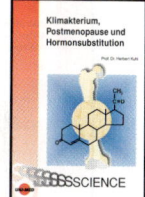
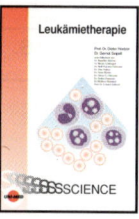
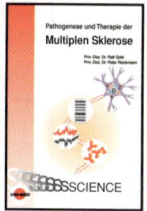
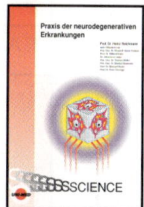
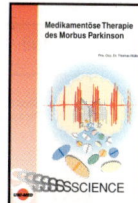
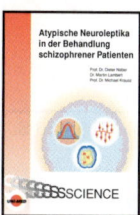
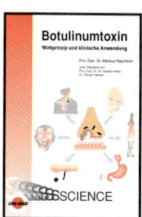
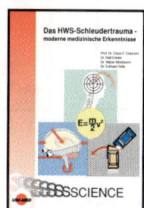
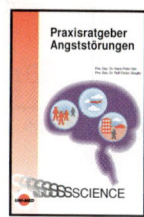
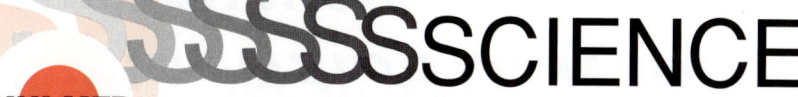

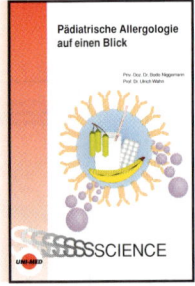
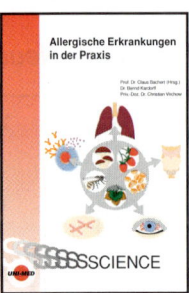
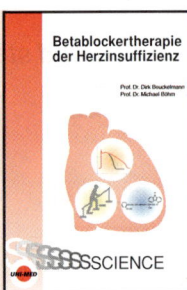
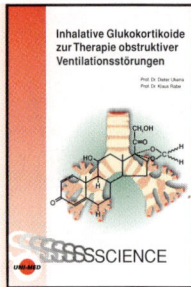
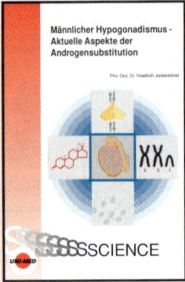
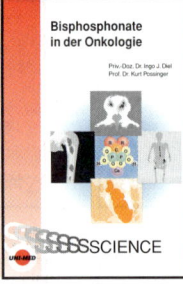
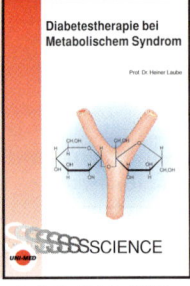
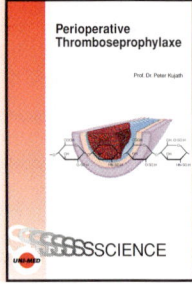
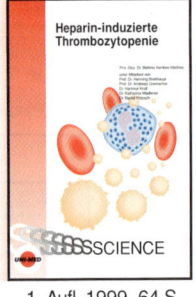
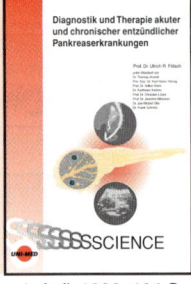
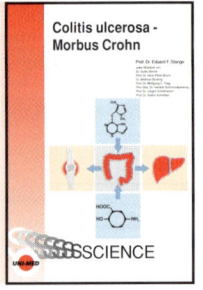
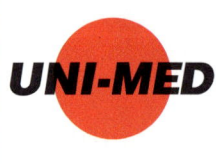
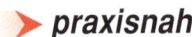 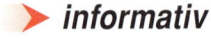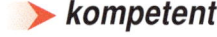